Michael Röttger

W0078793

Vom Überleben zum Leben

Durch zeitgemäßes Autogenes Training die Spiritualität
des eigenen Leibes erfahren

BONIFATIUS

Bibliografische Information der Deutschen Nationalbibliothek

Die Deutsche Nationalbibliothek verzeichnet diese Publikation in der Deutschen Nationalbibliografie; detaillierte bibliografische Daten sind im Internet über http://dnb.ddb.de abrufbar.

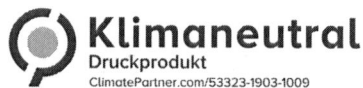

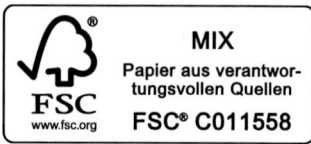

Covergestaltung: Karin Cordes, Dipl.-Graphikerin
Foto: unsplash.com/ashleybatz

© 2019 by Bonifatius GmbH Druck · Buch · Verlag Paderborn

ISBN 978-3-89710-818-9

Alle Rechte vorbehalten. Das Werk einschließlich seiner Teile ist urheberrechtlich geschützt. Jede Verwertung außerhalb der engen Grenzen des Urheberrechtsgesetzes ist ohne Zustimmung des Verlages unzulässig und strafbar. Das gilt insbesondere für Vervielfältigungen, Übersetzungen, Mikroverfilmungen und die Einspeicherung in elektronische Systeme.

Gesamtherstellung:

Bonifatius GmbH Druck · Buch · Verlag Paderborn

Inhalt

Vorwort

Warum eigentlich eine Schrift, die einen Weg vom Überleben zum Leben zeigen und zum Mitgehen einladen will? Leben wir denn nicht bereits, die wir diese Zeilen lesen? Und haben wir nicht bereits viele Schwierigkeiten überlebt? Gewiss! Aber bedeutet denn, überlebt zu haben, schon das Leben, das wir meinen, wenn wir es als „Geschenk des Himmels" bezeichnen?

In meiner jetzt 40-jährigen Tätigkeit als Arzt habe ich immer wieder die Erfahrung gemacht, dass viele Menschen den bewussten Kontakt zu sich selbst, zu ihrer körperlichen, geistigen und seelischen Verfasstheit und damit zu ihrem inneren Wesenskern verloren haben. Sie haben deswegen oftmals vergessen, was es heißt zu leben, wirklich aus innerer Freude heraus gerne zu leben. Viele sind ganz selbstverständlich auf das Durchhalten, das Überleben-Müssen eingestellt. So spüren sie ihre Leiden nur als beängstigendes und ärgerliches Handicap im Überlebenskampf und möchten lieber schnell zur „Normalität" zurück, als aus ihren Beschwerden zu lernen. Wer kennt die Neigung eines solchen Umgangs mit sich selbst nicht auch aus eigener Erfahrung?

Wir spüren aber vielleicht die Freudlosigkeit einer solchen „Normalität", mit der wir uns oftmals abgefunden haben. Die Versuche, einem solchen Leben Glanz und ein bisschen Erholung zu vermitteln, sind vielfältig: von der immer ausgeklügelteren Ernährung über immer neue Fitnessprogramme zu immer verlockenderen „modernen" Wellness- und Entspannungsmethoden, besonders aus dem asiatischen Raum — je unbekannter desto hoffnungsträchtiger. Zugegeben, der boomende Markt unterschiedlichster Wohlfühl-angebote bietet für jedermann die Möglichkeit auszuprobieren, was ihm die bestmögliche, wenn auch in der Regel nur vorübergehende Erholung verschafft; auch das herkömmliche Autogene Training (AT) gehört dazu, wenn es mit diesem Ziel angeboten und gewählt wird. Und natürlich ist es besser, in diesen Zeiten wenigstens irgendeine Entlastungsstrategie zu haben als gar keine.

Aber wäre es nicht um ein Vielfaches besser – anstatt nach jeder kurzlebigen Erholung wieder in das alte Hamsterrad einsteigen zu müssen, um garantiert sehr bald erneut aus der Puste zu kommen –, einen Weg zu finden, der herausführt aus diesem Wechsel von Schnelllebigkeit und Verschnaufpausen, die allenfalls dazu taugen, das Überleben zu ermöglichen? Wäre es nicht wirklich besser, einen Weg zu den inneren Räumen der Ruhe zu finden, um in ihnen die eigene Freiheit wieder zu entdecken und die Möglich-keit, den eigenen, gesunden Lebensrhythmus und -takt nicht nur wahrzunehmen, sondern auch ernstzu-nehmen? Wäre es nicht wirklich besser, im inneren Raum der Ruhe die Quelle wiederzufinden, aus der unser lebendiges Dasein fließt und zu lernen, wieder selbstverständlich Lebenskraft daraus zu trinken.

Dann nämlich hätten wir die reale Chance, die Er-fordernisse des Alltags, ja, unser eigenes Leben, auch auf unsere je eigene Weise so zu meistern, dass wir eben nicht ständig aus der Puste kommen müssten, weil wir uns von Getriebenen zu Gestaltenden ver-wandelten. So fänden wir vom „Überleben-Müssen" zum „Leben-Dürfen" zurück, weil wir zurückfänden zu uns selbst und dadurch zu dem, der uns das Leben gibt.

Diesen Entwicklungsweg zu ermöglichen, ist nun Sinn und Ziel des hier vermittelten zeitgemäßen Autogenen Trainings. „Zeitgemäß", weil es gerade in unserer hochtourigen Zeit mit ihrer Neigung zu Verflachung und Desorientierung einer solchen Entwicklung notwendig bedarf, für jeden, der eine tiefgehende Freude am Leben zurückgewinnen möchte. „Zeitgemäß" auch, weil es ein besonderes Anliegen dieser Schrift ist, das, was wir üben, auch einsichtig werden zu lassen. Wir wollen verstehen, was wir tun und warum wir es tun, und dabei unsere eigene Mehrdimensionalität erkennen und erfahren lernen.

Die vorliegende Darstellung des Autogenen Trainings versucht, ausgehend von der Basis des klassischen AT zu einer vertieften Selbstwahrnehmung zu führen, bei der nicht nur die rein körperlichen Empfindungsqualitäten, sondern auch ihre geistig-seelischen, das heißt spirituellen Entsprechungen ins Bewusstsein gebracht werden. Dadurch vermag das Staunen zurückgewonnen werden über das Wunder, das wir selber sind. Wir lernen auf diese Weise, unsere eigene Ganzheitlichkeit und unsere Eingebundenheit ins sinnvolle Ganze der gesamten Schöpfung fühlend zu erkennen.

Nach der christlichen Botschaft wurde Gott „Fleisch" (Leib), um zu den Menschen zu kommen. So müssen wir wohl wieder lernen, in unserem Leib auch zu wohnen, das heißt, in ihm bewusst anwesend und zu Hause zu sein, um zu Gott zu kommen. Unser Leib scheint ein wichtiger Treffpunkt zu sein zwischen Gott und uns —ein wahrhaft sakraler Raum. Paulus nennt ihn einen „Tempel des heiligen Geistes" (1 Kor 6,19).

In einen Tempel aber muss man hineingehen, um Gott im Inneren begegnen zu können. Deswegen gilt es zu lernen, wieder Zugang zum eigenen Inneren zu erlangen, wenn wir sowohl Gott als auch unserem eigenen Wesen neu begegnen wollen. Den Weg zum eigenen Inneren mit Wegzeichen zu markieren und ihn gehen zu helfen, das nun ist das Anliegen dieser Schrift.

Als Übungsweg hin zur Verinnerlichung hat sich das Autogene Training als Methode vielfach bewährt. Zumal es schon dem Urheber dieses Trainings (I. H. Schultz, 1932) „um die Pflege der Verinnerlichung gegenüber der Vermassung und Veräußerlichung unserer Zeit" ging. Seit Jahren nutze ich es daher mit zunehmendem Gewinn.

Entstanden ist diese Schrift auf Bitten von Kursteilnehmern zum Nachlesen vieler in den Kursstunden besprochener Zusammenhänge und Übungshilfen. Dabei ging es in der Anfangszeit und den darauf folgenden Jahren ganz überwiegend zunächst um medizinisch-therapeutische Ziele. Das Heilmittel der Tiefenentspannung bleibt ja nach wie vor ein wirksames Therapeutikum bei vielen psychosomatischen Erkrankungen. Im Lauf der Zeit gewannen dann die zusätzlichen Erfahrungen auf der geistig-seelisch-spirituellen Ebene mehr und mehr Raum und erwiesen sich schließlich als unverzichtbarer Gewinn im Sinne einer nun wirklich ganzheitlichen Selbstwahrnehmung mit der konkreten Chance einer ganzheitlichen Hygiene und damit Förderung einer ganzheitlichen Gesundung. So wurde mir klar, dass der Segen dieser

Übungen nicht länger beschränkt werden dürfe auf Menschen mit körperlichen und (oder) psychischen Beschwerden. Vielmehr sollte jeder zu dieser Hilfe Zugang bekommen, dem der mühselige Überlebenskampf als Sinngehalt seines Lebens zu kurz greift, und der nach tieferem, erfüllenderem Lebenssinn ernsthaft sucht. Darüber hinaus sollte all jenen Christenmenschen, die ja Sinn und Orientierung grundsätzlich schon gefunden haben, denen aber mangels Tuchfühlung mit sich selbst die Freude am eigenen Leben und damit auch an ihrem Glauben verloren gegangen ist, eine Hilfe gegeben werden, wie das „Haus ihres Vaters", das nicht selten „zu einer Markthalle" (Joh. 2,16) geworden ist, wieder aufgeräumt werden und als „Tempel" restauriert werden kann.

Wenn wir glauben, dass wir Geschöpfe Gottes sind, dann glauben wir damit auch, dass jeder einzelne von uns leibgewordener Wille Gottes ist, denn „der Geist ist es, der uns lebendig macht" (Joh. 6-63).

Wenn wir also unseren Leib als Körper-Geist-Einheit erkennen und wenn sich unsere Seele gleichsam in unserem Leib zum Ausdruck bringt, dann können wir auch umgekehrt von unserem Leib einiges darüber lernen, wie Gott einen jeden von uns gemeint hat.

Eine neue, bewusste Wahrnehmung wichtiger Aspekte der eigenen Leiblichkeit könnte uns also die Augen öffnen für wichtige Aspekte unseres eigenen menschlichen Wesens. Je mehr wir dann empfindsam werden für unseren lebendigen Leib und seine Ausdrucksweise, seine Sprache, je besser wir ihn also verstehen und liebevoll anzunehmen und zu achten lernen, umso mehr werden wir gleichermaßen empfindsamer und verstehender für den liebevollen Willen

Gottes, der uns lebendig macht. Mit dem wachsenden Bewusstsein von uns selbst wächst dann auch unser Bewusstsein für die ständige Gegenwart Gottes in uns.

Und wenn es auch wahr bleibt, dass Gott ein unergründliches und unverfügbares Geheimnis ist, das wir in aller Demut achten, so ist es doch auch wahr, dass er sich in unserem Leibe berührbar macht.

Es lohnt sich, diesen Übungsweg zu gehen, denn die Erfahrung, mit der Fülle des Lebens selbst verbunden zu sein, kann uns zur Quelle werden einer neuen, unerschütterlichen Lebensfreude.

Begrüßung

- „Für alle, die den Weg vom Überleben zum Leben gehen und damit einen Neuanfang wagen wollen.
- Für alle, die also mehr suchen als vorübergehende ‚Wellness‘.
- Für alle, die vielmehr ihre innere Ruhe und Gelassenheit, ihren inneren Frieden, sich selbst und ihre Lebensfreude wiederfinden wollen.
- Das heißt, für alle, die sich entschieden haben, die Verantwortung für ihre Gesundung in die eigenen Hände zu nehmen.“

So etwa lautete die Einladung zu diesem Kursus. So lautet auch die Einladung an Sie, lieber Leser, liebe Leserin. Sie sind dieser Einladung gefolgt und dazu beglückwünsche ich Sie von ganzem Herzen! Sie haben nämlich damit einen ersten wichtigen Schritt hin zu einem Neuanfang in der Beziehung zu sich selbst bereits getan. Sie sind bereit, sich auf neue Weise ernsthaft um sich selbst zu kümmern, Ihre Gesundung zur Chefsache zu machen und dazu sich selbst gründlicher kennenlernen zu wollen.

Es ist, als seien Sie damit entschlossen, die Funktion des Kapitäns über Ihr eigenes Schiff nun auch in die eigenen Hände nehmen zu wollen. Noch einmal dazu herzlichen Glückwunsch! Denn Sie werden entdecken, was Sie, um im Bild zu bleiben, für ein wundervolles Schiff unter Ihrer Verantwortung haben. Und Sie werden ein Gefühl dafür entwickeln, auf welchen Kurs und auf welches Ziel hin Sie „Ihr Schiff“ führen wollen.

Diese Begrüßungsworte richten sich zunächst an Sie, die diesen Kursus bereits miterlebt und mich ermuntert haben, eine Zusammenfassung des wesentlichen Inhalts der zwölf gemeinsamen Abende zum Nachlesen vorzulegen. Sie richten sich aber auch an alle noch Unentschlossenen, die wohl ein inneres Unbehagen spüren, als ginge das eigentliche Leben irgendwie an ihnen vorbei, die aber den Mut noch nicht aufbringen, den ersten Schritt zu wirklicher Veränderung konkret zu wagen. Sie richten sich darüber hinaus besonders auch an jeden Suchenden und alle, die ihren Glauben an Gott verloren haben, oder deren Glauben müde geworden ist.

Alle sind herzlich eingeladen, sich durch das Lesen dieses Buches zur neuen Selbst-Wahrnehmung und damit Gotteserfahrung ermutigen zu lassen. Nehmen Sie das Mitgeteilte einfach wie einen Reisebericht als Einladung, die Reise nun auch selbst anzutreten.

Es wird ausdrücklich nicht der Anspruch erhoben, Erfahrungen, Einsichten, Gedanken und Erkenntnisse zu vermitteln, die Menschen in dieser Welt noch nie vollzogen hätten. Richtiges, Wahres, Wunderbares und Gutes ist ja zu vielen Zeiten unserer menschlichen Geschichte erkannt und auch mitgeteilt worden.

Hier soll es vielmehr ausschließlich darum gehen, das Richtige, Wahre, Wunderbare und Gute des eigenen Lebens sozusagen am eigenen Leibe wieder neu für sich selbst zu entdecken und dabei die Erfahrung der eigenen Gesundung von innen her zu machen.

Das bedeutet konkret, dass die vorgestellten Übungen tatsächlich zu einer bewährten und wirksamen Medizin werden können gegen viele körperliche und seelische Verspannungs- und Erschöpfungssymptome, aber eben auch und besonders zu einer wirksamen Hilfe zur eigenen existenziellen Neuorientierung.

Diese in Aussicht gestellten Wirkungen klingen zugegebenermaßen verheißungsvoll, aber durch welche Art von Übung soll das möglich sein?

Um zu verstehen, was wir beim Autogenen Training tun, warum wir was üben und wie welche Wirkungen durch das Üben entstehen, brauchen wir ein Mindestmaß an Hintergrundwissen, um das wir uns zunächst einmal unter der Überschrift „Psychosomatische Grundlagen" kümmern wollen.

Psychosomatische Grundlagen und Zusammenhänge

Autogenes Training (AT) —
Was ist das eigentlich?

Das Autogene Training ist eine Übungsmethode zum Erlernen des Loslassens und der Selbstwahrnehmung, die der Berliner Nervenarzt Prof. J. H. Schultz (geb. 1884, gest. 1970) zwischen 1920 und 1932 entwickelt hat. Dabei ging er aus von langjährigen Erfahrungen mit der ärztlichen Hypnose, nach der die Patienten immer wieder von einem wohltuenden, erholsamen und beruhigenden Grundgefühl berichtet hatten. Auch hätten sie darüber hinaus ein körperliches Gefühl der Schwere und Wärme erlebt sowie ein Gelöst-Sein des gesamten Organismus. Anschließend hätten sie sich erfrischt und erneuert gefühlt. Diese heilsamen Wirkungen auch in selbstständiger Übung zu erreichen, war zunächst das Ziel der neuen Methode.

Durch die historische Entwicklung des AT aus der Hypnose wird es bis auf den heutigen Tag immer wieder als Übung der Selbsthypnose beschrieben, oft mit dem Hinweis verbunden, man müsse nur lange genug an die Wirkungen glauben, damit man sie schließlich spüre.

Für unseren Kursus des zeitgemäßen Autogenen Trainings sei unmissverständlich klar gemacht, dass wir dieses Verständnis, in keiner Weise teilen. Wir üben ausdrücklich nicht, uns etwas einzubilden!

In unserem Kursus geht es ausschließlich darum, das, was wir immer schon sind, nun auch in unser bewusstes Erleben zu holen. Wir können deswegen auch von einer Wahrnehmungsübung sprechen, also der Übung, unsere eigene leiblich-geistig-seelische Realität bewusst wahrzunehmen. Und das bedeutet den Anfang eines neuen Staunens über das, was wir schon immer sind, ohne dass wir es hätten erwerben müssen.

Nach der Idee des Erfinders und Entwicklers des AT soll das Wort „autogen" — „ein vom Selbst (*autos*) sich entwickelndes (*gen* = werden) und das Selbst gestaltende, systematische Üben (Training) kennzeichnen." (J.H. Schultz, Autogenes Training)

Diese Definition klingt zunächst etwas geheimnisvoll, meint aber im Wesentlichen zwei grundsätzliche Übungsinhalte: Zum einen, dass sich etwas vom Selbst her und von selbst entwickele, wenn wir richtig und systematisch, das heißt, nach geordneten Regeln üben und zum anderen, dass es um die Entwicklung unseres Selbst gehe. Wir könnten also auch verkürzt definieren: AT ist das Einüben, selbst zu werden, das meint, der zu werden, der wir eigentlich von unserem Wesen her schon immer sind. Das heißt auch: unserem Selbst die Führung zu überlassen. (*Zu unserem Verständnis der Begriffe „Selbst", „Ego" und „Ich" siehe unter „Nachgefragt", Nr. 18, Seite 132*)

Aber wie kann man das üben?

Das wichtigste Hindernis für die freie Entwicklung unseres Selbst ist unser übergroßes Bedürfnis nach sichernder Selbstmächtigkeit, also der Fähigkeit, alles unter Kontrolle und im Griff zu haben. Oftmals ist dies die Kehrseite unserer inneren Verunsicherung und Ängstlichkeit. Zentraler Inhalt allen autogenen Übens ist es also, das Loslassen zu lernen und das Sich-Öffnen.

An dieser Stelle wollen wir kurz innehalten, weil wir es hier mit der Seele des AT zu tun haben. Über deren Wesen brauchen wir nämlich unmissverständliche Klarheit, um den Kern des Übungsinhaltes nicht zu verfehlen.

Wir sind ja doch alle daran gewöhnt und haben es so von Kindsbeinen an gelernt, dass wir uns Mühe machen und uns anstrengen sollen, wenn wir etwas erreichen wollen. „Streng dich an, sonst wirst du nichts", „Ohne Fleiß kein Preis", „ Jeder ist seines eigenen Glückes Schmied" und wie die Merksätze alle heißen. Und unsere Erfahrung gab diesen Merksätzen Recht. So ist uns allen in Fleisch und Blut übergegangen, dass wir nur mit Anstrengung und Leistungsbereitschaft unser Leben meistern und es „zu etwas bringen" können. Und es stimmt ja, ohne unsere höchstpersönliche Einsatzbereitschaft, ohne die Bereitschaft, unsere höchst eigenen Ärmel hochzukrempeln, werden wir unsere Talente verwahrlosen lassen und die Möglichkeiten, die uns das Leben bietet, verschlafen.

Und trotzdem ist mit dem Hinweis auf die notwendige Leistungsbereitschaft ja nur die eine Seite unserer Lebensrealität beleuchtet, während die andere Seite, die des Beschenktseins, mehr und mehr ins Dunkle und damit in Vergessenheit geraten ist. Das hat dazu geführt, dass für viele Menschen die eigene Leistungsbereitschaft zum einzigen Instrument ihrer Lebensbewältigung und Selbstwerterfahrung geworden ist, was notwendigerweise zu Überforderung und Misserfolg führen muss und zu dem fatalen Rückschluss: „Wenn ich nichts Vorzeigbares leiste, bin ich nichts wert." Wenn dann noch die Erfahrung von

Misserfolg zu dem Kurzschluss führt, man habe vielleicht doch noch nicht genug geleistet, dann ist der Teufelskreis geschlossen und die Erschöpfung und stille Verzweiflung vorprogrammiert.

Folgende kleine Szene mag diese Situation verdeutlichen: Sie sehen am Ufer eines Bergbaches einen Mann hocken, der intensiv und immer wieder mit beiden Händen ins Wasser greift, die zu Fäusten geschlossenen Hände vor seinen Augen öffnet und beim Anblick seiner leeren Hände verständnislos und fassungslos mit dem Kopf schüttelt. Sie fragen ihn, was er da tue. Er antwortet: „Seit einer Stunde versuche ich, mir aus dem Bach Wasser zu holen, denn ich bin durstig. Doch so sehr ich mich auch anstrenge und mir wirklich Mühe gebe, immer bleiben meine Hände leer." Der Mann wirkt hilflos, deprimiert und erschöpft. Sie sagen ihm natürlich: „Guter Mann, Sie brauchen sich hierbei überhaupt nicht anzustrengen, ja, die Anstrengung verhindert geradezu, dass Sie bekommen, was Sie sich wünschen. Versuchen Sie nicht, das Wasser in den Griff zu kriegen. Öffnen Sie einfach die Hände, bilden aus ihnen eine Schale und tauchen sie lediglich in das Wasser ein." Der Mann versucht es, staunt über seine nun gefüllten Hände, trinkt und nickt Ihnen erleichtert und dankbar zu.

Um das Einüben genau dieser Kehrtwendung geht es uns beim Autogenen Training. Dass wir das Loslassen lernen, das Sich-Öffnen und lernen, uns auf Empfang einzustellen. Vielleicht ahnen wir schon, dass wir auf diese Weise Erfahrungen gewinnen, die keine Leistung der Welt zu vermitteln vermocht hätte.

Autogenes Training — Was bewirkt es?

Erfahrungsgemäß erleben Übende schon während eines dreimonatigen Kursus:

- Ganzheitliche Entspannung mit Verbesserung der Schlafqualität,
- Erholung aus Erschöpfungszuständen und
- Sammlung mit neuer Ordnung im Denken und Erleben.

Psychisch entwickelt sich eine wohltuende innere Ruhe, ein neues Gefühl des Beschenkt-Werdens, des Angenommen- und Geborgenseins sowie einer neuen inneren Sicherheit.

Körperlich werden Arme, Beine und der gesamte Körper in ihrem Gewicht, das sie haben, auch als schwer erlebt. Später auch in ihrer Wärme. Der Herzschlag wird als ruhig und regelmäßig empfunden, die Atmung als ruhig, regelmäßig und selbsttätig, die Stirn angenehm kühl und der Kopf leicht.

Im weiteren Verlauf entwickelt sich aus der täglichen Übung des Loslassens und des auf Empfang-Einstellens eine Reihe von neuen bereichernden Verhaltensfähigkeiten:

Die Übenden gehen zunehmend gelassener und mit mehr innerer Ruhe durch den Tag, haben mehr Geduld, können besser zuhören, nehmen mit ihrer wacheren Aufmerksamkeit mehr wahr, fühlen sich freier, gewinnen Selbstwertschätzung und lassen sich weniger fremdbestimmen. Im Lebensgefühl nehmen Freude und Dankbarkeit spürbar zu.

Eine weitere gute Nachricht für die Wirkung des AT soll nicht unerwähnt bleiben: seine regelmäßige Übung steigert nachweislich unsere Abwehrkräfte, sodass wir seltener erkranken und wenn doch, weniger schwer.

Wir haben oben gesagt, es entwickele sich durch das Üben eine wohltuende innere Ruhe, ein neues Gefühl des Beschenkt-Werdens und Geborgenseins. Bei Lichte betrachtet dürfte für die meisten von uns diese Erfahrung so neu eigentlich nicht sein. Denn was geschieht, wenn ein gesundes Baby wegen eines Unbehagens, das ihm ein ungestilltes Bedürfnis verschafft, anfängt zu schreien? In einer einigermaßen intakten Familie kommt jemand, meistens die Mutter, angelaufen, nimmt das Baby auf den Arm, spricht freundlich und beruhigend mit ihm und gibt ihm warme Milch, oftmals aus der eigenen Brust zu trinken, sie „stillt" das Baby: Nun ist es still, ruhig und fühlt sich, wenn auch unbewusst, ganzheitlich aufge-hoben — angenommen — getragen — getröstet — behütet — erfüllt und beschenkt und das alles heißt: Es fühlt sich geborgen und geliebt.

Wenn wir uns nun vor Augen führen, wie häufig uns diese tagtägliche Erfahrung ganz selbstverständlich zuteilwerden musste, damit wir uns gesund entwickeln konnten, so wird umgekehrt deutlich, dass diese Grunderfahrung des liebevoll Geborgenseins geradezu als unverzichtbare Grundbedingung für ein gelingen-des, gesundes und freudenvolles Leben gelten darf.

Autogenes Training — Wofür brauchen wir es?

Wir haben uns gerade die Bedeutung der Geborgen-heitserfahrung für unsere gesunde Entwicklung klargemacht. Das Üben der neuen Selbstwahrnehmung soll und kann ein erster Schritt hin zur Erneuerung dieser Grunderfahrung sein. Denn wir brauchen die Erneuerung dieser Grunderfahrung, weil Lebensbewältigung heute für viele von uns verbunden ist mit dem Gesamterleben von Dauerspannung, Überforderung, Verausgabung und Erschöpfung — das aber heißt, von Verlust der Geborgenheitserfahrung.

Die Folge: Psychisch fühlen sich viele reizbar, innerlich unruhig, und getrieben, sind „nervös", schlafen schlecht, ärgern sich oft, fühlen sich benachteiligt, verunsichert und machen sich viele Sorgen um die Zukunft. Versteckte und offene Angst sind weit verbreitet, auch Depressivität und Orientierungslosigkeit.

Körperlich geht dieses Lebensgefühl einher mit kalten Händen und Füßen, angespannter bis verspannter Muskulatur (Nacken-Rücken- und Gelenkschmerzen). Die Atmung geht schwer und flach, der Herzschlag meist beschleunigt. Der Bauch ist angespannt, der Kopf schwer, nicht selten mit Druckgefühl.

Wozu also brauchen wir die Übungen des AT, die uns eine neue Selbstwahrnehmung ermöglichen?

Wir brauchen sie heute mehr denn je, um zwei grundlegende Erfahrungen neu und bewusst zu machen. Erstens, dass wir unser Dasein, unser Leben weder „erleisten" können noch müssen, weil wir es nun einmal gratis, das heißt, geschenkt bekommen haben und dieses Geschenk täglich erneuert wird. Zweitens, dass ein jeder von uns mit seinem Leben einen originalen, unschätzbaren Wert in Händen hält, den kein Mensch jemals wegnehmen kann. Dieser geschenkte Wert hat keinen Marktwert, der sich nach Angebot und Nachfrage richtet, sondern ist eher vergleichbar mit dem Wert eines originalen Kunstwerkes, das es nur einmal auf der ganzen Welt gibt.

Dies bedeutet nun, dass die am Anfang unsers Lebens notwendig gemachte Erfahrung, als einmalige Persönlichkeit liebevoll geborgen zu sein, auch heute noch, wenn auch im erweiterten Sinn, unverkürzt gilt.

In dem Maße, in dem wir diese Erfahrung neu und bewusst verinnerlichen, werden wir frei von dem Druck, Anerkennung oder gar Liebe meinen „erleisten" zu müssen. Es gibt ja keinen anderen Menschen, der so ist wie ich, also bin ich in der gewollten Einzigartigkeit meiner Person grundsätzlich konkurrenzlos!

Sobald wir diese Tatsache verinnerlichen, arbeiten und leisten wir etwas, weil es uns Freude macht oder weil wir es aus welchem Grund auch immer wollen. Aber wir tun es nicht mehr, weil wir meinen, es zu müssen. Auf diese Weise gehen wir nun selbstbestimmt und frei durch den Tag und kommen, wenn auch müde, so doch erfüllt nach Hause – und nicht mehr „gestresst" und „ausgepowert" wie an den Tagen, durch die wir uns noch mit der angezogenen Handbremse des vermeintlichen Müssens gequält haben.

So lässt sich dann leben, weil wir eine neue Funktionslust spüren, das heißt, wir legen uns gerne ins Zeug und genießen die Erholung. Wir leben dann gern.

Autogenes Training — Auf welche Weise wirkt es auf den ganzen Menschen?

Wenn wir uns die geschilderten und in Aussicht gestellten wünschenswerten Wirkungen des Übens vor Augen führen, stellt sich natürlich die Frage, wie sollen derart harmlose Übungen, die wir im Sitzen oder Liegen machen, zu solch tiefgreifenden Wirkungen führen?

Um diese berechtigte Frage zu beantworten, brauchen wir ein paar Grundkenntnisse über die Verknüpfung von körperlichem und geistig-seelischem Anteil unserer ganzheitlichen Natur.

Eines vorweg: Niemand, denke ich, wird daran zweifeln, dass wir weder reine Körper sind — diesen Zustand finden wir bei Leichen –, noch reine Geister, das wären zum Beispiel die Engel. Vielmehr sind wir Menschenkinder Wesen leiblich-geistig-seelischer Natur, einer Natur also, in der diese drei Elemente untrennbar vereint sind. Wie das möglich ist, bleibt uns Erdenbürgern ein Geheimnis, weil unsere Naturwissenschaft eben nur Chemisch-Physikalisches, das heißt Materielles zu untersuchen imstande ist, natürlich auch Wirkungen des Geistig-Seelischen im Materiellen, aber eben niemals das Seelisch-Lebendige selbst. Was uns lebendig macht, das Leben selbst, bleibt uns zunächst einmal ein Geheimnis.

Wenn wir dennoch mal vom Körperlichen und mal vom Geistig-Seelischen sprechen, dann, weil wir erkennen, dass diesen Elementen je unterschiedliche Eigenschaften zukommen. So rechnen wir einen Gedanken selbstverständlich mehr dem geistig-seelischen Bereich zu, weil er offensichtlich Eigenschaften hat, die chemisch-physikalisch nicht definiert werden können.

Einen Knochen hingegen ordnen wir sofort unserem Körper zu. Bei ihm finden wir genügend greifbare, handfeste und untersuchbare Materie. Aber auch hier können wir bereits einen lebendigen von einem toten Knochen unterscheiden. Wir verwenden hier das Wort „Körper", wenn wir unseren materiellen Anteil unserer geistig-seelischen Seite gedanklich gegenüberstellen wollen. Von „Leib" sprechen wir, wenn wir unseren beseelten, lebendigen Körper im Sinn haben. Wie nun also ist das Körperliche und Geistig-Seelische miteinander verknüpft?

Das Gleichzeitigkeitskorrelat

Unter „körperlich" wollen wir hier unsere Organe und ihre Funktion verstehen und unter „geistig" oder auch „psychisch" unsere Gedanken, Empfindungen, Gefühle, Erwartungen, Wünsche, Befürchtungen, Phantasien und Erinnerungen. Mit „Seele" bezeichnen wir unser Leben, unser „Lebendig-Sein". Wir alle kennen solche Zusammenhänge zwischen Gemütsbewegungen (Emotionen) und körperlichem Korrelat und wundern uns nicht, wenn bei:

- Scham..Gesichtsrötung auftritt,
- Trauer.. Tränen fließen,
- Fröhlichkeit .... Lachen uns schüttelt,
- Erregung (Freude, Angst, Wut) ....das Herz klopft.

Immer finden wir den ganzen Menschen in Bewegung. Die Art dieses Zusammenhangs wird spontan von den meisten Menschen so gedeutet, dass die Gemütsbewegung die körperliche Aktion als Reaktion auslöse. Also erst bin ich traurig und dann fließen die Tränen. So auch entspricht es unserer Beobachtung.

In Wirklichkeit aber, so haben es Hirnfunktionsuntersuchungen gezeigt, und so entspricht es auch unserem Wissen von der Leib-Seele-Einheit, die wir sind, ereignen sich Emotion und körperliche Aktion immer gleichzeitig. Wir nehmen die geistig-seelische Bewegung nur deutlich schneller wahr, während die körperliche Aktion erheblich mehr Zeit braucht, um von uns bemerkt zu werden. Wir sprechen daher in Bezug auf die Art der Leib-Seele- Beziehung auch von einem Gleichzeitigkeitskorrelat.

Bevor wir uns nun einen kurzen Überblick über die organische Vernetzung unserer Leib-Seele-Einheit verschaffen wollen, sei noch auf eine allgemein bekannte, für unseren Zusammenhang aber enorm wichtige Erfahrung hingewiesen.

Wir haben uns gerade recht einfache, nahezu für alle Menschen gültige und geradezu stereotype Bewegungsmuster unserer Leib-Seele-Einheit vor Augen geführt (z.B. Fröhlichkeit — Lachen usw.). Wir kennen aber auch sehr unterschiedliche Weisen, in denen Menschen auf ein und dasselbe äußere Geschehen reagieren. Wenn zwei Menschen z. B. derselbe Hund auf der Straße entgegenkommt, wechselt womöglich der eine die Straßenseite, um einen größtmöglichen Bogen um den Hund zu machen, während der andere auf den Hund zugeht und freundlichen Kontakt aufnimmt. Oder wenn zwei Personen draußen dasselbe Gewitter aufziehen sehen, wird der eine vielleicht sämtliche Vorhänge vor die Fenster ziehen und das hinterste Zimmer seiner Wohnung aufsuchen, bis alles vorbei ist, während der andere seinen Fotoapparat hervorholt und freudig gespannt auf den nächsten Blitz wartet.

Wie kommt es zu diesem unterschiedlichen Verhalten? Nun, die zutreffende Antwort ist schnell gefunden. Wir werden ja mit Recht davon ausgehen können, dass beide unserer Beispielspersonen offenbar unterschiedliche Vorerfahrungen sowohl mit Hunden als auch mit Gewitter gemacht haben.

Sie hätten dann offensichtlich ihre unterschiedlichen Vorerfahrungen in die Beurteilung und Deutung der aktuellen gegenwärtigen Situation eingebracht und entsprechend konsequent gehandelt. Ihr konkretes Verhalten wäre also Ausdruck ihrer erfahrungsabhängigen Deutung der aktuellen Situation.

Gibt es nun ein organisches Korrelat, in dem dieses komplizierte (geistig-seelische) Geschehen verankert ist? Die Antwort ist „ja" und zwar in unserem Gehirn, genauer im sogenannten Thalamus, einem Teil unseres Zwischenhirns. In diesem Hirnareal werden sämtliche Erfahrungen unseres Lebens gespeichert und zwar zusammen mit der emotionalen Bedeutung, die diese Erfahrungen für uns hatten. Wir können also von einem Erfahrungsarchiv und einer Bedeutungszentrale sprechen. Denn hier ist auch der Ort, an dem alle gegenwärtigen Erlebnisse mit den bisher gemachten Erfahrungen und deren Deutung abgeglichen werden und dann entschieden wird, wie wir uns aktuell emotional einzustellen und entsprechend zu handeln haben. Also etwa:

„Gefahr:" ⇨ Kampf oder Flucht;
„Entwarnung:" ⇨ Ruhe und Erholung.

Dieses automatisierte Abgleichungsergebnis führt beim Tier zur reflexartigen, der Situation angepassten Verhaltensweise, deren Ziel immer das Überleben des Individuums ist. Dieser gesamte Wahrnehmungs- und

Schaltmechanismus ist über viele Millionen Jahre erfolgreich entwickelt worden und steht ganz im Dienste des Überlebens.

Beim Menschen nun wird dieses Abgleichungsergebnis d. h. Deutung, emotionale Gestimmtheit und Verhaltensimpuls bewusst. Deswegen wird diese Hirnregion (Thalamus) auch als „Tor zum Bewusstsein" bezeichnet. Dieses Bewusstwerden hat für uns Menschen deswegen eine solch zentrale Bedeutung, weil es uns in die Lage versetzt, Stellung zu beziehen zu dem, was uns da bewusst wird. Aufgrund dieser Möglichkeit sind wir in der Lage, uns frei zu entscheiden, neue Erfahrungen zu wagen und gelten zu lassen. Wir können in unserem oben genannten Beispiel z. B. zu uns selbst sagen: „Ja, ich fühle, dass der Hund, der da auf mich zukommt, Angst in mir auslöst. Ich weiß auch, dass das schon seit meiner Kindheit so ist, weil damals die Hunde für mich so groß und ich so klein war. Heute aber bin ich ja selbst groß und die Hunde sind relativ klein, deswegen wage ich es heute einmal, nicht auszuweichen und die Angst auszuhalten. Soviel kann mir eigentlich nicht passieren."

Tatsächlich passiert dann auch rein gar nichts und diese neue Erfahrung meiner gewonnenen Freiheit dem Hund gegenüber wird nun ihrerseits abgespeichert und in die Beurteilung und Deutung einer nächsten ähnlichen Situation einbezogen. Das nennen wir „lernen". Wir können also nur dann lernen, wenn wir bereit sind, neue Erfahrungen zu wagen.

Zurück zur psychosomatischen Vernetzung. Was geschieht nun weiter, wenn der Deutungsvorgang für eine erlebte Situation abgeschlossen ist? Der nächste umgehende Schritt ist die angemessene Vorbereitung unserer inneren Organe und unseres gesamten Stoffwechsels entweder auf die notwendige Handlung oder auf die angesagte Ruhe und Erholung.

Die Organisation dieser Vorbereitung aller unserer unwillkürlichen Systeme —„unwillkürlich" weil wir sie nicht direkt mit unserem Willen steuern können — obliegt dem sogenannten „Hypothalamus", der Hirnregion, die sich sinnvollerweise anatomisch unmittelbar der Thalamusregion anschließt. Hier befindet sich nämlich die zentrale Regelstelle für alle vegetativen und hormonellen Vorgänge.

Erinnern wir uns kurz an den Biologieunterricht: Wir verfügen über zwei Signalsysteme in unserem Organismus: das Nervensystem und das Hormonsystem. Beim Nervensystem werden die Signale über ein weitverzweigtes Netz fest strukturierter Nervenbahnen geleitet, während beim Hormonsystem flüssige Botenstoffe, die überwiegend in Hormondrüsen produziert werden, hauptsächlich über das Blutkreislaufsystem zu den Endorganen gelangen. Dabei regulieren die Hormone überwiegend den Stoffwechsel, während das sogenannte vegetative Nervensystem mehr die Funktion der inneren Organe auf die Bedürfnisse des Gesamtorganismus einstimmt.

Mit diesem nötigen Grundwissen ausgestattet wollen wir einmal im Überblick verfolgen, was mit einem Reiz geschieht, der aus der Umwelt oder Innenwelt auf uns trifft. Dabei soll der Hinweis auf die „Innenwelt" uns darauf aufmerksam machen, dass die ausgelösten Signale mit ihren Wirkungen auf Stoffwechsel und innere Organe unabhängig davon ausgesendet werden, ob wir nun eine Situation real erleben oder ob wir sie uns nur vorstellen oder davon träumen.

Die Bedeutung unserer Deutungshoheit

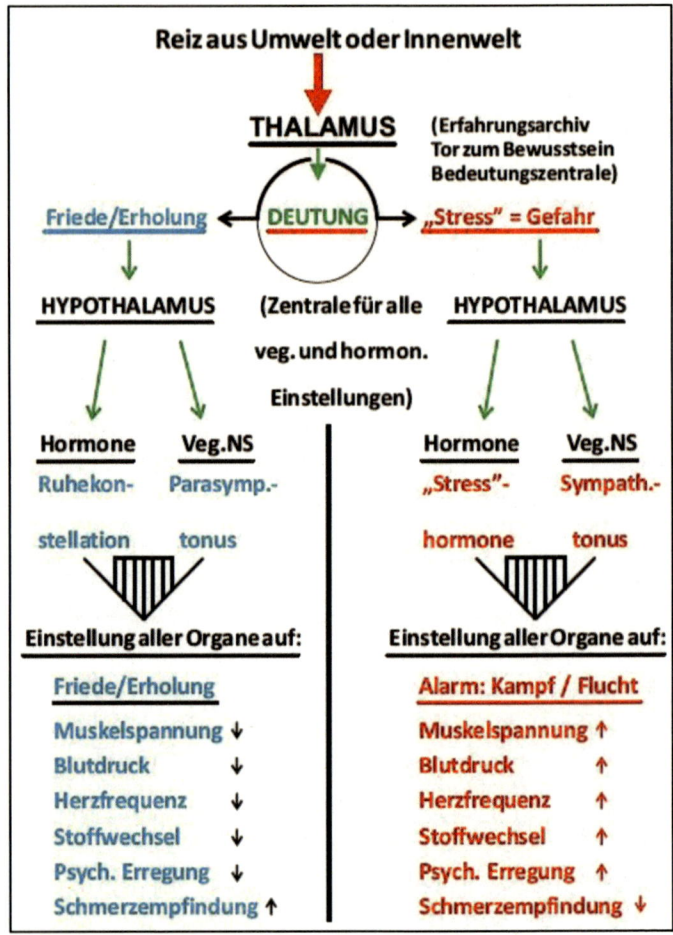

An dem Schaubild wird recht klar, welche zentrale Bedeutung die Deutung einer Situation bekommt. Hier entscheidet sich, ob wir uns unter Dampf setzen oder zur Ruhe vorbereiten lassen.

Nun könnte mit Recht eingewendet werden, dass „Dampf" und „Anspannung" doch nun wirklich wesentlich zum vitalen Leben dazugehört und wo nun also das Problem sei. Richtig ist, dass unsere gesunden Organsysteme Höchstspannung und Höchstleistung klaglos und folgenlos aushalten und wegstecken können — wenn sie zeitlich begrenzt sind! Dann nämlich kehren alle Systeme zur Ruhe zurück und erholen sich von der Belastung. So ist es ursprünglich gedacht und so blieben alle Organsysteme gesund.

Was aber geschieht, wenn der Alarmzustand anhält, weil die Deutung „Gefahr" fortdauert? Wenn z. B. ein äußerer oder ein innerer Konflikt nicht beigelegt wird, sondern weiter schwelt und damit seine Brisanz behält? Dann haben wir auch mit einer andauernden Alarmeinstellung zu rechnen, das heißt mit einer dauernden Einstellung von Stoffwechsel und inneren Organen auf Vorbereitung zur Aktion. Dann wird aus:

- einer angespannten Muskulatur eine schmerzhafte Muskelverspannung und schließlich schmerzhafte Beschädigung von Gelenken, weil die Muskelverspannung einen erhöhten Dauerdruck auf die Knorpel der Gelenke ausübt und sie zerstört,
- einem vorübergehend erhöhten Blutdruck ein dauernder Bluthochdruck,
- einer Pulserhöhung ein dauernd beschleunigter Puls,
- einem vorübergehenden Cholesterinanstieg ein anhaltend erhöhter Cholesterinspiegel,
- einer psychischen Anspannung ein Dauerstress

und vieles mehr...

Übrigens: Mit „Stress", „Bluthochdruck", und „erhöhtem Cholesterinspiegel" sind drei wichtige Risikofaktoren für eine vorzeitige Gefäßverkalkung (Arteriosklerose) genannt, die ihrerseits die wichtigste Ursache für Herzinfarkte und Schlaganfälle ist.

Seelische Erregung, Blutdruck, Pulsfrequenz, Muskelspannung, Cholesterin, Blutzucker,... alle Werte steigen an, nur die Schmerzempfindung nimmt ab. Das ist eine für Kampf und Flucht, das heißt für die aktuelle Überlebenssicherung, gewiss bewährte Vorsorgemaßnahme der Natur. Nicht aber gedacht für eine andauernde, chronische Belastungssituation, weil mit der Ausschaltung der Schmerzempfindung eben auch das innere Warnsystem für drohende Organschäden ausfällt. So geben ca. 50 % der Herzinfarktpatienten an, niemals Herzschmerzen gehabt zu haben und von dem Infarkt völlig überrascht worden zu sein.

Eine solche Entwicklung können wir natürlich nicht wollen, wenn wir das gesunde Leben suchen.

Wenn wir nun aber von der Gültigkeit des Gleichzeitigkeitskorrelats und unserer eigenen Deutungshoheit wissen, so können wir auch verstehen, dass wir mit jeder Übung, bewusst loszulassen, uns zu öffnen und auf Empfang einzustellen, jedes Mal ein wichtiges Entwarnungssignal an unseren Gesamtorganismus senden. Dann können und werden sich auch jedes Mal alle Organsysteme auf Ruhe und Erholung einstellen. Damit schaffen wir eine wichtige Voraussetzung dafür, dass sich auch unser Lebensgefühl erholen kann.

Autogenes Training — Wie erlernt man das?

Zunächst ein paar praktische Vorbereitungen: Grundstimmung beim Üben soll ein gelöstes Wohlbefinden bei wacher Aufmerksamkeit sein oder zumindest werden. Deswegen versuchen wir, für unsere Übungssituation alles zu vermeiden, was uns stören könnte.

Wir achten also auf:
- einen ruhigen und geschützten Übungsort,
- bequeme Kleidung,
- ein Abstellen oder Dämpfen äußerer Störquellen (Lärm, grelles Licht, Temperatur, starke Gerüche),
- eine bequeme Übungshaltung (Liegen, Sitzen).

Diese Vorbereitung soll uns helfen, unsere Aufmerksamkeit von der Umwelt oder Außenwelt abzuwenden und unserer Innenwelt zuzuwenden.

AT – Die Übungsformeln

1. Schwereübung (Muskeln)
„Der rechte/linke Arm ist ganz schwer" (6 x)
„Ich bin ganz ruhig" (1 x)

2. Wärmeübung (Blutgefäße)
„Der rechte/linke Arm ist ganz warm"(6 x)
„Ich bin ganz ruhig" (1 x)

3. Herzübung (Herztätigkeit)
„Herz schlägt ruhig und regelmäßig"(6 x)
„Ich bin ganz ruhig" (1 x)

4. Atemübung (Atemtätigkeit)
„Atmung ruhig und regelmäßig"(1 x)
„Es atmet mich ruhig und regelmäßig"(5 x)
„Ich bin ganz ruhig" (1 x)

5. Bauchübung (Bauchorgane)
„Sonnengeflecht strömend warm"(6 x)
„Ich bin ganz ruhig" (1 x)

6. Kopfübung (Kopfregion)
„Stirn angenehm kühl" („Kopf leicht") (6 x)
„Ich bin ganz ruhig" (1 x)

__„Und diese innere Ruhe bleibt."__

Die Übungshaltung

Sinn der Übungshaltung ist, sicher zu stellen, dass wir beim Üben, das heißt beim Loslassen, salopp gesagt, nicht vom Stängel fallen. Es geht also lediglich darum, eine stabile Körperhaltung einzunehmen, die es uns erlaubt, auch ohne Muskelanspannung unsere eingenommene Haltung aufrecht zu erhalten.

Zwei Haltungen haben sich dabei bestens bewährt, weil sie wahlweise fast überall eingenommen werden können:

A. Das Liegen

Wo immer wir die Gelegenheit haben zu liegen (im oder auf dem Bett, auf dem Teppichboden, im Urlaub auf der Wiese oder auf Sand) legen wir uns ausgestreckt auf den Rücken, wenn möglich Kniekehlen und Kopf nach Bedarf unterlagert. Die Beine locker nebeneinander, wobei die Fußspitzen nach außen fallen. Die Arme liegen ohne Körperkontakt locker neben dem Körper. Wobei die Handinnenflächen zur Auflage gewendet sind. Ist genügend seitlicher Platz zur Verfügung, können die Arme auch beliebig ausgebreitet werden, wobei die Handflächen dann himmelwärts gewendet sind. Eine Übungshaltung, die sehr schön körperlich zum Ausdruck bringt, dass wir nun auf Empfang eingestellt sind, wobei alle Muskulatur gelöst ist.

B. Das Sitzen mit Rückenlehne

Eine solche Sitzgelegenheit mit Rückenlehne finden wir in fast jedem Zimmer (Stuhl, Sessel, Couch). Hier oftmals sogar mit Armlehnen oder zusätzlicher

Kopfstütze. Im Urlaub können wir uns sitzend zum Beispiel an eine Wand oder einen Baum lehnen. Die Oberschenkel sind beim Sitzen leicht gegrätscht, die Füße nehmen mit der gesamten Sohle spürbaren Kontakt mit dem Boden auf. Die Arme hängen locker in den Schultergelenken, die Unterarme ruhen entweder auf den Armlehnen oder auch auf den Oberschenkeln, wobei sie nur bis zu den Handgelenken unterstützt werden, damit die Hände selbst locker herunterhängen können. Dieses Detail ist wichtig, weil wir damit körperlich bestmöglich zum Ausdruck bringen, dass wir jetzt auf das Loslassen eingestellt sind und ganz bewusst rein gar nichts in den Griff bekommen wollen.

Der Kopf darf an eine Kopfstütze angelehnt werden. Wo diese fehlt, bleibt er aufrecht auf der Halswirbelsäule, wobei wir spüren, wie leicht der Kopf auf der Wirbelsäule balanciert. Er findet und hält seine Stellung dort ganz selbständig. Das heißt, wir brauchen ihn nicht aufrecht zu halten. Diese Haltung bringt körperlich sehr treffend unsere aktuelle Wachsamkeit und Aufnahmebereitschaft zum Ausdruck.

C. Die sogenannte Droschkenkutscherhaltung
Diese Übungshaltung im Sitzen ohne Rücken- und Armlehne, dafür aber mit zugeneigter Fußstütze, möchte ich hier nicht besprechen, weil wir sie erfahrungsgemäß so gut wie niemals brauchen.

Wieviel Zeit braucht man?
Wenn man zu Tagesbeginn und am Tagesende je einmal (zunächst 5 bis 10 Minuten) übt, hat man in der Regel innerhalb von 14 Tagen einen Übungsinhalt

realisiert (z. B. mit der Aufmerksamkeit bei sich zu sein und die Schwere seines rechten Armes wirklich zu spüren). Da wir es mit 6 Übungen zu tun haben, rechnen wir mit 12 Wochen, die auch unser Kursus zur Vermittlung der Übungsinhalte braucht und dauert. Nach Ende des Kursus ist ein mindestens 1 Mal tägliches Üben, erfahrungsgemäß am besten morgens, vor Beginn des Tageswerks, notwendig, damit die erfahrenen Wirkungen der Übungen nicht nur lebendig bleiben, sondern sich auch fortentwickeln können.

Zusammenfassend haben wir mit dem zeitgemäßen Autogenen Training ein nahezu ideales Medikament zur Verfügung, ein wirksames „Heilmittel" (ein Mittel zum Heilwerden und Heilbleiben), das nicht nur:

- Gesundheit wiederherstellen kann, sondern auch
- vorbeugend Erkrankungen verhindern kann.
- Es hat ausschließlich belebende und stärkende Wirkungen auf Körper und Geist.
- Es hat keinerlei ungute Nebenwirkungen.
- Es macht nicht abhängig, sondern frei.
- Es erneuert die Beziehung zu mir selbst und meiner Umwelt.
- Es lässt mich erfahren, dass ich ein Geschenk des Himmels bin.
- Es kostet uns nichts (abgesehen von den Kurs-kosten und der Übungszeit).
- Es steht uns immer und überall zur Verfügung.
- Es nimmt in seiner Wirkung auf Dauer nicht ab, sondern lebenslang zu.

Das Einzige, was es braucht, ist unsere tägliche Pflege, aber selbst die wird umgehend zur Wohltat an uns selbst.

Das Zurücknehmen

Bevor wir zu üben beginnen, lernen wir natürlich noch, wie wir am Ende der Übung aus dem Zustand des Gelöstseins wieder in unseren normalen Aktivitätsmodus zurückkommen: Der Sinn des Zurücknehmens liegt in der „Umschaltung" unserer Aufmerksamkeitsrichtung. Noch eben waren wir losgelöst, ausschließlich an der Wahrnehmung unserer selbst interessiert. Jetzt wollen wir unsere Wahrnehmung wieder auf unsere Alltagsgegenwart richten. Damit meinen wir die Menschen um uns herum mit ihren Bedürfnissen, unsere beruflichen Aufgaben und die Dinge, die wir uns sonst noch für heute vorgenommen haben. Wir wenden uns also unseren Lebensaufgaben wieder zu, wollen dazu wach und aktionsfreudig sein und brauchen dafür eine gesunde Bereitschaftsspannung, geistig-seelisch und in der Muskulatur unseres Bewegungsapparates. Deswegen nehmen wir das Losgelöst-Sein wieder zurück und übernehmen wieder die Führung über unsere Bewegungsabläufe.

Dies geschieht im Kursus und dann zuhause unter Eigenregie nach bewährtem Muster wie folgt: In immer gleicher Weise kündige ich an: „Wir nehmen jetzt den Zustand der Entspannung wieder zurück, wenden unsere Aufmerksamkeit wieder der Umwelt zu, sind guter Dinge und ganz frisch, und nehmen dazu" – jetzt folgen drei Kommandos:

1. „Die Arme fest! – u n d fallen lassen!"
Dabei bilden beide Hände kräftige Fäuste, während die Unterarme kraftvoll gebeugt werden.

Beim gedehnt gesprochenen „und" lassen wir ordentlich Kraft in diese Bewegung fließen, um dann Hände und Arme gelockert wieder auf die Oberschenkel fallen zu lassen.

2. „Arme fest! — u n d fallen lassen!"
Also gleiches Kommando gleicher Ablauf wie unter 1.

3. „Arme fest — tief einatmen — und Augen auf!"
Hierbei spannen wir, wie schon beschrieben, in gleicher Weise die Fäuste und Armmuskulatur an, atmen dazu bewusst und tief ein und strecken dann mit Schwung beide Arme nach oben, wobei wir mit geöffneten Händen die Finger aktiv spreizen und die Augen öffnen.

Es sei noch betont, dass erst jetzt, ganz am Ende des „Zurücknehmens", die Augen geöffnet werden, damit auch wirklich mit gesamter Aufmerksamkeit das „Zurücknehmen" vollzogen und damit seine Wirksamkeit gewährleistet wird.

Hiernach recken und strecken wir uns wie am Morgen nach gutem Schlaf, bewegen die Handgelenke durch und die Schultergelenke, ziehen das rechte Bein an und strecken es, ebenso das linke Bein, rollen die Fußgelenke und beugen und strecken die Fußzehen.

Dann lassen wir uns noch eine kleine Weile sitzen oder liegen und spüren diesen Bewegungen nach, damit lassen wir unsere Übung ausklingen.

Danach gehen wir beherzt und frei-willig an unser Tagewerk. Unsere innere Ruhe bleibt!

Einstimmungstext für das Autogene Training

Nun haben wir alles besprochen, was wir als Vorbereitung zu einem sinnvollen und erfolgreichen Üben brauchen, und wollen jetzt mit der ersten Übung beginnen. Nachdem wir im Kursus unsere Übungshaltung im Sitzen eingenommen haben, gebe ich in der Regel eine verbale Hilfe, um die Aufmerksamkeit von der Umwelt und ihren Erfordernissen abzuziehen und nach innen, dem Ort der Selbstwahrnehmung, der Erholung, der Ruhe und Orientierung zu wenden.

Diese Hilfe erfolgt in der Regel mit folgenden Worten: „Dann nehmen wir uns erst einmal etwas Zeit, um ganz bewusst zu genießen, dass wir jetzt gar nichts mehr tun wollen und schon gar nicht müssen.

Wollen einfach nur so dasitzen und äußerlich und innerlich zur Ruhe kommen. Lassen alles das, was uns bis jetzt noch beschäftigt hat, nun einfach von uns abfallen – lassen los, – lösen uns. Nehmen Abstand von der Umgebung und ziehen uns aus ihr zurück. – Stellen uns ganz auf Empfang ein.

Geräusche, die aus der Umgebung noch zu uns herüberdringen und Gedanken, sie kümmern uns jetzt nicht mehr. Wir wenden unsere Aufmerksamkeit mehr und mehr nach innen und kommen auf diese Weise ganz zu uns selbst zurück.

Dann atmen wir noch einmal tief ein, halten die Luft an, spüren den Druck im Brustkorb, halten die Luft noch an – und lassen jetzt lange und langsam die Luft ausströmen und spüren, wie dabei auch die restliche Spannung mit ausströmt.

Überlassen Sie die Atmung sich selbst und spüren, wie Sie sich mit jedem Ausatemzug schwerer und schwerer fühlen.

Sie haben jetzt ein gutes Gefühl dafür, wie Sie dasitzen, spüren Ihr ganzes, eigenes Gewicht und auch, wie Sie gehalten werden.

Fühlen sich gelöst und rundherum wohl und wollen nichts anderes.

Überleitung in die erste Übung

Dann wenden Sie vielleicht einmal Ihre Aufmerksamkeit dem rechten Arm zu und da stellen Sie fest: „Der rechte Arm ist ganz schwer..."

Diese „Formel" wiederholen wir nach angemessenen Zeitintervallen tiefer, betrachtender Ruhe im Kursus dreimal (zu Hause sechsmal). Dann schließen wir die Wahrnehmungsübung der Schwere ab mit der sogenannten „Ruhetönungsformel":

„Ich bin ganz ruhig" – und beenden die gesamte Zeit der stillen Selbstwahrnehmung mit der Abschlussformel: „Und diese innere Ruhe bleibt." Dann folgt das „Zurucknehmen". (Siehe S. 38.)

Das Üben zu Hause

Damit unser Üben nun eine wirkliche Entwicklung von Selbst-Wahrnehmung und Selbst-Verständnis in Gang bringen und zu spürbaren Fortschritten eines neuen Lebensgefühls führen kann, sind drei Grundvoraussetzungen unverzichtbar:

1. Ich muss diese Entwicklung und diese Fortschritte wirklich gewinnen *wollen* und zwar aus ureigenem

Entschluss. Das heißt, es braucht meine entschiedene Bereitschaft, Neues zu lernen.

2. Wenn der erste Punkt als wichtigste Voraussetzung entschieden ist, fällt die Erfüllung der nächsten Bedingungen verhältnismäßig leicht: Wir brauchen zunächst einen vor Störungen verlässlich geschützten, das heißt *ruhigen Übungsort*, an dem wir sitzend oder liegend üben können.

3. Wir brauchen eine gesetzte und *verlässlich eingehaltene Übungszeit*, die für eine selbstverständliche Regelmäßigkeit des Übens sorgt. Dabei hat sich durch Erfahrung bewährt, den ersten Übungstermin zwischen Morgentoilette und Frühstück zu legen, in jedem Fall vor Verlassen des Hauses — also an den Anfang des Tages. Den zweiten Übungstermin dagegen legen wir mit Gewinn an das Ende des Tages, also nach vollbrachtem Tagewerk, spätestens, bevor wir einschlafen. Auf diese Weise richten wir schon einmal zwei sichere Termine eines jeden Tages für die Kontaktaufnahme mit uns selber ein. So wird die Pflege der Beziehung zu uns selbst zu einer neuen Selbstverständlichkeit.

Wem der Begriff des „Übens" zu sehr mit „Anstrengung" und „Pflicht" verbunden ist, stelle sich deswegen besser eine kleine Auszeit mit sich selbst und bei sich selbst vor, denn es geht ja bei diesen Terminen um das neue Entdecken des Zuhauses bei sich selbst. Diese kleine Neuorientierung unserer Tagesordnung braucht in der Regel eine gewisse Eingewöhnungszeit, was uns nicht zu wundern braucht, da schließlich alles Neue gewöhnungsbedürftig ist.

Der Übungsablauf zu Hause besteht nun darin, dass wir unseren Platz in unserer gewählten Übungshaltung einnehmen,

- dann einmal kurz aber bewusst unseren Bewegungsapparat von den Fußspitzen bis zum Nacken aktiv bewegend und einfühlend durchgehen, sodass wir schon in einen ersten bewussten Kontakt zu uns kommen,
- dann einmal tief einatmen, dabei den Druck und die Spannung im Brustkorb fühlen und dann spüren, wie Druck und Spannung mit der langen, gelösten Ausatmung abfließen. (Dabei Acht geben, dass die Spannung auch aus Mimik, Unterkiefer und Zunge abfließt),
- dann überlassen Sie die Atmung sich selbst und spüren, wie Sie sich mit jedem Ausatemzug schwerer und schwerer fühlen. Darauf wenden Sie Ihre Aufmerksamkeit der Übung zu, die Sie für heute gewählt haben, geben Ihrer gerichteten Aufmerksamkeit durch die entsprechenden „Formeln" Stabilität und Schutz und lassen sich Zeit für die Wahrnehmung, das Genießen und die Verinnerlichung der angesprochenen Formelinhalte,
- dann nehmen Sie, wie oben beschrieben, zurück und beginnen nun neu geerdet und sortiert Ihren Tag.

Wenn Sie vor dem Schlafengehen üben, sollten Sie natürlich auf das „Zurücknehmen" verzichten, da Sie sich ja nicht erneut auf Aktion einstellen, sondern der Ruhe überlassen wollen.

Inhalt der 6 Übungen im Einzelnen

Nun haben wir bis hierher sowohl das theoretische Hintergrundwissen über psychosomatische Zusammenhänge und Sinn und Ziel des Autogenen Trainings zusammengetragen als auch das nötige praktische Handwerkszeug besprochen. Somit sind wir bestens ausgerüstet und vorbereitet, um uns mit dem inhaltlichen und konkreten Üben beschäftigen zu können.

Wir wollen jetzt die sechs Übungen im Einzelnen durchgehen und uns dabei klar werden, mit welchen Empfindungen und Wahrnehmungen wir dabei zu rechnen haben, und was wir daraus über uns lernen können.

1) Die Schwereübung

Die Wahrnehmung des eigenen Gewichts

Formel:
„Der rechte/linke Arm ist ganz schwer"
„Beide Arme sind ganz schwer"
„Ich bin ganz schwer"

Dabei geht es um die Wahrnehmung unserer eigenen, zunächst physikalischen Schwere. Der innerlich „gesprochene" Satz wird dabei nicht in suggestiver Absicht formuliert, sondern soll einfach nur dabei helfen, unsere Aufmerksamkeit auf das Gewicht unseres rechten Armes (bei Linkshändern des linken Armes) zu richten und dort zu verweilen. Auf diese

Weise wollen wir lernen, diese Schwere, dieses Gewicht, das der Arm ja schon immer hat, nun auch bewusst zu spüren.

Warum nur der rechte/linke Arm? Natürlich sind wir insgesamt schwer, aber um dies spüren zu lernen, wird aus rein didaktischen, das heißt lehrtechnischen Gründen mit nur einem kleinen Teil unserer Selbst begonnen und zwar mit dem, der uns am meisten bewusst ist. Das ist unsere rechte Hand und unser rechter Arm, wenn wir Rechtshänder sind. Linkshänder würden mit dem linken Arm als erstem Übungsschritt beginnen.

Nach einigen Übungsstunden richten wir unsere Aufmerksamkeit auch auf beide Arme und den gesamten Körper, sodass wir schließlich formulieren:

„Ich bin ganz schwer".

Was können wir dabei spüren?

Organisch-Physikalisch

Zunächst fühle ich das Gewicht meines rechten Armes — beider Arme — meines gesamten Körpers. Spüre den Druck, den mein Gewicht auf die Unterlage ausübt. — Spüre, dass die Unterlage den Druck meines Gewichts aushält — der Stuhl, der Sessel, der Fußboden, der Erdboden hält mein Gewicht aus, — hält mich aus. — Ich werde gehalten. — Ich spüre, dass ich einer/eine bin, der/die gehalten wird, ja, zu dessen Wesen es gehört, gehalten zu sein.

Und weil ich es spüre, kann ich darauf vertrauen, dass ich gehalten werde. Das stärkt einerseits meinen Mut zu jeder Tat und beflügelt andererseits meine

Bereitschaft zu wagen, wirklich loszulassen. Zunächst aber üben wir einfach nur, unser eigenes Gewicht immer deutlicher zu spüren.

Geistig-Seelisch

Was wir an physikalischer, körperlicher Schwere empfinden, ist nur ein Teilaspekt unseres menschlichen Gewichts.

Wenn wir spüren, dass wir Gewicht haben, klingt schon im Sprachgebrauch an, dass dieses Gewicht, das wir haben, etwas zum Ausdruck bringt, das wir auch sind. Wir sind gewichtig — wichtig — bedeutsam — gewollt, als Mensch, der wir sind, unentbehrlich. Das gilt ganz unabhängig davon, ob wir das nun wissen oder nicht, einsehen oder nicht, gutheißen oder ablehnen, weil es eben nun mal wesentlicher Bestandteil unseres persönlichen Daseins ist. Ohne Gewicht gibt es uns nicht.

Wenn es nun stimmt, dass ein jeder bereits wichtig ist und diese Eigenschaft nicht verlieren kann, dann brauchen wir uns auch nicht mehr wichtig zu machen!

Was sich allerdings aus dieser Gabe meiner natürlichen Bedeutsamkeit ergibt, ist die Aufgabe, mein Gewicht, mein Pfund, mein Talent nun auch in die richtige Waagschale zu werfen, um dem Lebensfreundlichen (-stiftenden, -fördernden) um mich herum Übergewicht zu geben über das Lebensfeindliche und -zerstörerische.

Mein Gewicht ist *mein* Gewicht, nach meiner Art. Meine Bedeutsamkeit besteht geradezu in meiner Originalität. So einen Menschen wie mich gibt es nur ein einziges Mal auf der ganzen Welt. Darum bin ich als Person konkurrenzlos und unverzichtbar für die gesamte menschliche Gemeinschaft, ja für die gesamte Schöpfung. Die gleiche Unaustauschbarkeit kennen wir ja bereits schon von den Einzelteilen eines jeden Puzzles.

Dadurch bekommt das Gewicht meiner Person seinen eigenen hohen Wert, ist wertvoll, voller Würde.

Dieser mein Wert kann und braucht nicht verdient oder „erleistet" zu werden. Auch kann er nicht verloren gehen wie ein Marktwert. Dieser Wert ist nicht von Menschenurteil abhängig, er ist ein Geschenk des Himmels. Er ist wie eine Schatzkiste voll geschenkten Saatgutes, das wiederum ausgesät werden will, um Leben zu mehren.

Dieses unser reales persönliches Gewicht wollen wir nun durch unser Üben neu und bewusst zu spüren lernen und dabei auch erfahren, dass der Grund, auf dem unser Gewicht aufruht, uns verlässlich trägt, dass wir also wesenhaft Gehaltene und Getragene sind.

2) Die Wärmeübung

Die Wahrnehmung der eigenen Wärme

Formel:
„Der rechte/linke Arm ist ganz warm"
„Beide Arme sind ganz warm"
„Ich bin ganz warm"

Dass wir physikalisch körperliches Gewicht haben, teilen wir mit der unbelebten Natur. Dass wir warm sind, unterscheidet uns von der Materie, den Steinen und der Erde und auch von Pflanzen und Fischen.

Warm zu sein, bedeutet auf besondere Weise, lebendig zu sein. Wir Menschen sind „Warmblüter", solange wir leben —Tote sind kalt.

Was können wir dabei spüren?

Organisch-Physikalisch

Die Temperatur unseres Blutes im Inneren unseres gesunden Organismus pendelt lebenslang um 36,5°C. Wir spüren diese Wärme in unseren Gliedmaßen, besonders in Händen und Füßen immer dann, wenn wir entspannt und gelöst sind und mit uns selbst im Reinen.

Und warum spüren wir manchmal kalte Hände und kalte Füße trotz normaler Außentemperatur? Jede emotionale Anspannung, die sich nicht in eine Aktion, Kampf oder Flucht auflösen kann, hält nicht nur die Muskulatur unseres Bewegungsapparates unter Spannung, sondern auch die Muskulatur unserer Blutgefäße. Wenn sich nun die relativ kleinkalibrigen Blutgefäße unserer Haut verengen, lassen sie nur noch wenig bis gar kein Blut mehr durchfließen, sodass auch der Wärmefluss zum Erliegen kommt. Nun fühlen sich unsere entsprechenden Hautpartien kühl bis kalt an. Der Haut schadet das zunächst nicht, sie hält das viele Stunden aus. Verstehen können wir diesen Mechanismus als Teil unseres uralten Überlebensprogramms (Totstellreflex).

Wenn bei Gefahr weder Kampf noch Flucht Erfolg verspricht, dann vielleicht das Verstecken und Totstellen, das In-sich-selbst-zurück-ziehen. Fühlen wir uns wieder sicher und wohl in unserer Umgebung und bei uns selbst, dann löst sich damit alle Anspannung, das warme Blut hat wieder freien Fluss und Hände und Füße sind umgehend wieder angenehm warm zu spüren.

Unsere Wärme kommt nicht von außen, sondern von innen. Sie entsteht in uns, weil und solange Leben in uns ist. *(Auf welche Weise sie entsteht, siehe Übung 5)*

Von unserer Wärme, die wir spüren, lernen wir also, dass es zu unserem Wesen gehört, lebendig zu sein. Zunächst aber üben wir einfach nur, unsere eigene Wärme immer deutlicher zu spüren.

Geistig-Seelisch

Vorweg, was ist das eigentlich: „Leben"? Wollten wir eine schnelle, zutreffende Antwort geben, kämen wir genauso schnell ins Stocken. Wohl können wir die Wirkungen des Lebens beschreiben, zum Beispiel, dass wir seine Anwesenheit erkennen überall da, wo Wärme, Bewegung, Entwicklung und Fortpflanzung zu beobachten ist. Auch spüren wir seine Anwesenheit emotional in uns, denn, nehmen wir es wachen Sinnes wahr, dann erfüllt es uns mit Freude. Alle Kreatur will nicht nur überleben, sondern sucht immer die Fülle des Lebens, das, wenn es vollkommen gedacht wird, ganz selbstverständlich als nicht endendes, ewiges Leben vorgestellt wird. Spontan empfinden wir das Leben als Geschenk, das uns staunen lässt. Eltern geht es zum Beispiel so, wenn sie ihr neugeborenes Kind zum ersten Mal auf dem Arm haben.

Wir erkennen, solches Leben können wir nicht machen, auch können wir nicht eigenmächtig darüber verfügen. Die richtige Haltung scheint eher der Dienst am Leben zu sein. Wir wollen es hegen und pflegen, dass es sich in seiner ihm eigenen Art entfalten kann. Deswegen gehen wir natürlicherweise einfühlsam und geradezu ehrfurchtsvoll mit ihm um.

Lebenskraft ist offensichtlich ein geistiges Gut und deswegen nicht fassbar, nicht analysierbar für unser rationales, naturwissenschaftliches Denken. Denn dieses kann nun mal nicht über die Grenzen von Zeit und Raum und die Erforschung chemisch-physikalischer Ordnungssysteme und deren vielfältiger Wirkung aufeinander hinauskommen.

Dennoch neigen wir oftmals dazu, so zu tun, als wären wir Herr über Leben und Tod. Sätze wie: „Wir haben so und so viel Mais produziert" oder „so und so viel Eier oder Liter Milch" oder „Wir haben zusammen ein Kind gemacht" oder „Wir können jetzt Babys in der Retorte herstellen" verkennen die Realität, dass das Leben in der Maispflanze, in den Eiern und Eizellen nach wie vor ein ungelüftetes Geheimnis ist. Deswegen gilt auch heute nach wie vor: Nicht einmal einen einzigen lebendigen Grashalm kann der Mensch aus lebloser Materie herstellen!

Die einzige, angemessene Haltung dem Leben gegenüber, an dem wir Menschenkinder teilhaben dürfen,. scheint mir zu sein: grenzenloses Staunen, dankbare Freude und ein tiefes Verantwortungsgefühl, sorgsam mit diesem unermesslich kostbaren Geschenk umgehen zu wollen.

Was können wir nun aus der Erfahrung unserer Wärme über uns lernen?

Unsere Wärme, so hatten wir gesagt, ist Zeichen unserer Lebendigkeit, sowie sich andererseits unsere Lebendigkeit offensichtlich erst in der Wärme richtig entfalten kann. Wir spüren hier deutlich, dass für uns

„Wärme" mehr bedeutet, als eine bestimmte Temperatur. Wenn Kursteilnehmer assoziieren, was ihnen zu „Wärme" einfällt, dann sagen sie so etwas wie: „warmherzig", „wohlwollend", „wohltuend", „gemütlich", „mitfühlend", „liebevoll", „geborgen".

Wenn wir das nachklingen lassen, dann bedeutet unser Warm-Sein offensichtlich eben auch, dass es wesentlich zu uns gehört, grundsätzlich warmherzig, wohlwollend, wohltuend, gemütvoll, mitfühlend, liebevoll, geborgen und Geborgenheit- Schenkende zu sein.

Denn schon die physikalische Wärme will ausstrahlen, will sich mitteilen, will erwärmen, was kälter ist, lösen, was hart gefroren ist, wieder weich und fließend machen, was erstarrt war; will Bewegung, Entwicklung und Wachstum möglich machen und dient somit dem Leben. Das alles könnten wir auch von der Liebe sagen, deren Wesen ja schon immer ist, das Leben des geliebten Gegenübers zu wollen. Wärme ist also Ausdruck auch von Liebe. Das heißt, wenn wir unsere Wärme spüren, dann spüren wir auch, dass wir Geliebte und Liebende sind. Nun könnte einer sagen: „Schön wär's, sieh dir die Menschen in der Welt doch einmal an! Ist das etwa eine Gesellschaft von Liebenden?" Und wir würden zunächst zustimmen, dass die Ausstrahlung vieler Menschen eher der einer Thermosflasche ähnelt, weil sie „dicht" gemacht haben, oft unbewusst, um ihr inneres Empfinden vor (weiteren) Verletzungen zu schützen. Innen aber wartet auch bei all diesen die Wärme darauf, als Zeichen des Geliebtseins und Zeichen der eigenen Liebesfähigkeit gefühlt, verstanden und entsprechend gelebt zu werden (*siehe auch Seite 57f*).

Wird uns die Realität unserer eigenen inneren Wärme eine neue bewusste Erfahrung, so gewinnen wir damit ein neues Heimatgefühl bei uns selbst. Herd und Ofen oder Kamin sind sozusagen immer für uns befeuert und wir sind zu jeder Zeit eingeladen, uns bei uns selbst auszuruhen.

Wobei das Wort „eingeladen" zutreffend beschreibt, dass dieses einladende Zuhause bei uns selbst gar nicht von uns selbst hergerichtet werden musste, weil es uns Tag für Tag, zeitlebens gratis, als Geschenk des Himmels zur Verfügung gestellt wird.

3) Die Herzübung

Die Wahrnehmung des eigenen Herzschlages

Formel:
„Mein Herz schlägt ruhig und regelmäßig."

Welche Aufgabe erfüllt das Herz für uns? Jeder weiß, das Herz ist ein lebensnotwendiges Organ. Warum ist es das? Weil es für die Vorwärtsbewegung unseres Blutes verantwortlich ist und auf diese Weise unseren Blutkreislauf in Bewegung hält. Wozu ist das gut? Nun, das Blut, „unser Lebenssaft", ist eines unserer wichtigsten Transportmedien.

Das Blut transportiert in den Blutgefäßen:
1. Lebensnotwendige Rohstoffe zu allen Körperzellen unserer Organe, damit jede Zelle, jedes Organ ihre/seine spezifische Aufgabe erfüllen kann. (Diese Rohstoffe sind Sauerstoff und

Nährstoffe: Zucker, Fette, Eiweiß, Mineralien
und Vitamine)
2. Abfallstoffe der biochemischen Reaktionen
aus den Zellen zu den Entsorgungsorganen
3. Blutzellen: rote Blutkörperchen (Erythrocyten)
im Dienste des Sauerstofftransports; weiße
Blutkörperchen (Leukocyten) im Dienste der
Abwehr. Blutplättchen (Thrombocyten) im
Dienste der schnellen Blutstillung.
4. Antikörper
5. Hormone
6. Unsere Körperwärme

Die Arbeit unseres Herzens lässt sich mechanisch mit
einer zweikammerigen Pumpe vergleichen: In der
Ruhephase (Diastole) füllen sich bei entspannter
Herzmuskulatur beide Kammern und die herzmuskel-
versorgenden Herzkranzgefäße mit Blut. In der
Aktionsphase (Systole) kommt es ausgehend von der
Herzspitze zu einer spiralförmigen Kontraktion
(Zusammenziehung), durch die das in der Ruhephase
aufgenommene Blut nun in das angeschlossene
Blutgefäßsystem ausgetrieben wird. Darauf folgt die
nächste Ruhe- und Füllungsphase und dieser Rhythmus wiederholt sich beim gesunden Herzen, nonstop,
lebenslang.

Welchen weiteren Weg nimmt nun das in Bewegung
gesetzte Blut? Das von der linken Herzkammer aus-
gestoßene, sauerstoffreiche Blut gelangt zunächst in
den Teil des Blutgefäßsystems, in dem die Gefäße mit
muskelstarken Wänden ausgestattet sind und „Arterien" genannt werden. Diese Arterien sind nun in der
Lage, mit Hilfe der starken elastischen Rückstellkräfte
ihrer aufgedehnten Wandabschnitte die ausgeworfene

Blutportion weiter voranzutreiben („Windkesselfunk-tion") und so als Puls wahrnehmbar bis in die kleinsten Gefäßverästelungen (Kapillare) der Gewebe zu be-fördern.

Von dort wird das Blut durch die Kapillaren des venösen Gefäßsystems aufgenommen und fließt in muskelschwachen, dünnwandigen „Venen" vorwärts. Bewegt wird es durch die sogenannte Muskelpumpe der Extremitätenmuskeln und den Sog der rechten Herzkammer. Durch Ventilklappen in den Beinvenen vor dem Rückfluss bewahrt, fließt es mit niedrigem Druck und sauerstoffarm zur rechten Herzkammer zurück.

Die rechte Herzkammer hat jetzt die wichtige für-sorgende Aufgabe, das Blut zur Regeneration zu schicken, indem sie das sauerstoffarme Blut dem Lungenkreislauf zuführt, wo es mit Sauerstoff aufge-tankt und das angefallene Kohlendioxid an die Lunge abgegeben wird. So aufgefrischt wird das Blut nun der linken Herzkammer wieder zur Verfügung gestellt.

Der Blutdruck, den wir messen, ist der Druck im arteriellen System. Das Blut, das wir zur Untersuchung abgenommen bekommen, wird in der Regel aus dem Niedrigdrucksystem der Venen entnommen.

Wir haben gesagt, das Herz arbeite wie eine Pumpe. Das trifft für die beschriebenen Teilbereiche auch zu. Unser Herz aber ist weit mehr als eine Pumpe. Als lebendiges Organ passt es sich ständig unseren Bedürfnissen an: Es wächst mit uns von unserer embryonalen Zeit an bis in unsere Gegenwart zu etwa Faustgröße eines jeden. Strengen wir uns an, steigert es seine Schlagfrequenz, um unsere Muskeln ausrei-chend mit „Treibstoff" zu versorgen. Kommen wir wieder zur Ruhe, so reduziert auch das Herz seine Schlagfrequenz, sodass es sich etwa zwischen 60 und 180 Schlägen pro Minute unseren jeweiligen Bedürfnissen anpasst. Wenn wir viel körperlich arbeiten oder sportlich trainieren, nimmt die Muskelmasse unseres Herzens zu. Kommt es zu einer längeren körperlichen Schonung, nimmt die Muskelmasse wieder ab. So ist es ständig dabei, sich auf unsere Lebensweise einzustellen.

Unser Herz-Kreislaufsystem hat sich seit vielen Millionen Jahren schon in der Tierwelt bestens bewährt und ist bis heute hoch verlässlich. Wenn wir es nicht anhaltend durch Dauerstress und ungesunde Lebensweise überstrapazieren, dient es uns geduldig ein Leben lang.

Aber wie ist das möglich, dass ein so aktives Organ wie das Herz lebenslang, nonstop, seine Aufgabe erfüllt? Wie kommt es, dass es nicht ermüdet und 70, 80 oder gar 90 Jahre lang Tag und Nacht ohne Pause seinen Dienst tun kann? – Tatsächlich ohne Pause?

Vielleicht liegt ja eines seiner Geheimnisse gerade darin, dass das Herz ausnahmslos nach jeder Aktion eine Ruhepause einlegt. Niemals folgen zwei Aktionen aufeinander, ohne dass nicht dazwischen eine Füllungsphase eingeschaltet wäre. Es wäre auch sinnlos, denn ohne Blutfülle im Herzen gäbe es auch keinen Blutauswurf und -transport.

Wir Menschen meinen dagegen, wir könnten die nächste Ruhepause auf den Feierabend verschieben oder das nächste Wochenende oder gar auf den nächsten Urlaub. So versuchen wir oft zu geben, wovon wir nicht erfüllt sind, und wundern uns dann, dass wir uns oft so lustlos, kraftlos und ausgelaugt fühlen. Dabei könnte ein kurzes Innehalten nach jeder Aktion und Mit-sich-selbst-Fühlung-Aufnehmen, zusammen mit einem kurzen Loslassen und Ausatmen, unser inneres Gleichgewicht ständig und kurzfristig wiederherstellen. Dann wären wir abends immer noch müde von der Tagesarbeit, aber nicht mehr ausgelaugt, sondern innerlich erfüllt, und wir merkten es an unserer Grundstimmung, die nicht mehr griesgrämig-gereizt sondern zufrieden-dankbar grundgetönt wäre, von „Lass mich in Ruhe!" zu „Was wollen wir uns noch gönnen?"

Was können wir bei der Herzübung spüren?

Organisch-Physikalisch

Unseren Herzschlag in Ruhestellung zu spüren sind wir in der Regel nicht gewohnt. Meist spüren wir ihn überdeutlich als „Herzklopfen" während oder nach einer körperlichen oder emotionalen Belastung.

Deswegen brauchen wir normalerweise etwas mehr Geduld als bei den anderen Übungen, auch in körperlich und emotional gelöstem Zustand den dann ruhigen, unaufdringlichen Herzschlag zu erfühlen. Sein Rhythmus pulsiert im gesamten Leib, so dass wir ihn von Kopf bis Fuß an einer zunächst beliebigen Stelle suchen können. Am leichtesten gelingt das während der Ausatemphase, in der der Puls etwas verstärkter zu spüren ist. Sollte jemand seinen Pulsrhythmus nirgendwo spontan fühlen, so kann er ihn zum Kennenlernen aktiv ertasten und zwar am leichtesten an der Innenseite des rechten/linken Handgelenks unterhalb des Daumenballens oder am Hals seitlich vom Kehlkopf.

Haben wir den Pulsrhythmus im Gefühl, dann können wir auch die Bewegung des Herzens selbst, das bei jedem Schlag mit seiner Spitze von innen gegen die Brustwand klopft (zu spüren ist diese zarte Bewegung unterhalb der linken Brust genau im fünften Rippenzwischenraum) wahrzunehmen üben.

Es lohnt sich, dieses in Ruhe leise Anklopfen zu erspüren, kommen wir dabei doch in Berührung mit der stillen, verlässlichen Tätigkeit des Organs, das unsere Lebendigkeit, das heißt, die Anwesenheit des Lebens in uns zusammen mit unserer inneren Wärme am deutlichsten verkörpert.

Geistig-Seelisch

Wir haben oben versucht, unser Herzorgan, was es für uns tut und wie es das tut, näher kennenzulernen. Nun hat unser Herz über seine organische Funktion hinaus noch eine wichtige, zusätzliche Bedeutung für uns, nämlich als Symbolorgan.

Über diese Symbolbedeutung wollen wir uns jetzt etwas klarer zu werden versuchen, weil sie uns einen zentralen Sachverhalt sehr deutlich vor Augen führt. Wenn wir unser Herz „in Heidelberg verlieren" oder jemanden sagen hören „Ich schenke dir mein Herz", so weiß gleich jeder Bescheid, dass es hier nicht um den Verlust oder die Hergabe des Organs geht. Hier steht „Herz" eindeutig für „Liebe".

Wenn aber zu lieben damit verbunden ist, mein Herz, das unersetzbar lebensnotwendig für mich ist, zu verschenken, dann steht „Herz" für mein „Leben". Das hieße zu lieben, wirklich zu lieben, bedeute, dem anderen sein eigenes Leben zu schenken oder mindestens, ihm zur Teilhabe anzubieten. Seit Menschengedenken bis auf den heutigen Tag ist dieses Symbolverständnis: „Herz" sowohl für „Liebe" als auch für „Leben" unangefochten. Was können wir daraus zusätzlich lernen?

Liebe und Leben scheinen untrennbar zusammenzugehören, ja sich gegenseitig zu bedingen: Liebe will Leben schenken und umgekehrt wird das Leben so zum Zeichen und zum Ausdruck geschenkter Liebe. Das heißt, unser Leben, ja, alles Leben ist sichtbare, leibhaftig spürbare, erlebbare Liebe. Ohne solche Liebe gibt es kein Leben, das diesen Namen verdient.

Ähnlich dürfen wir ja in der Natur aus dem Wachstum grüner Pflanzen schließen, dass es dort, wo sie wachsen, Wasser gibt und den Zusammenhang erkennen: Wo es grünt, da gibt es Wasser.

Daraus ergibt sich für uns die so wichtige Erkenntnis: Wenn wir nun selbst Lebendige sind und unser Leben immer wieder als kostbares Geschenk erfahren dürfen, dann muss jeder einzelne von uns ein Mensch sein, der grundsätzlich geliebt wird, natürlich von dem, der ihm das Leben geschenkt hat. Denn: Wo Leben ist, muss es einen Liebenden geben.

Unser pulsierendes Herz als Symbolorgan für Liebe und Leben bildet sehr schön auch das Grundgesetz jeder Liebe und jedes Lebens ab. Beides will empfangen und als Geschenk angenommen werden, beides aber auch aktiv als Geschenk weitergegeben werden. Sowohl die Liebe als auch unser Leben sind also dynamische, fließende Prozesse, nur dann erleben wir sie als lebendig. In dem Maße, in dem sich ein Mensch weigert, Liebe zu empfangen oder Liebe zu geben, bremst er seinen Lebensfluss aus, verliert dadurch seine Lebendigkeit und damit seine Lebensfreude.

Lässt er sich aber ein auf das Füreinander der Liebe, dann wird er neue Lebensenergie in sich fließen fühlen und ungeahnte, tiefe Lebensfreude gewinnen (*S. 72*).

4) Die Atemübung

Die Wahrnehmung der eigenen Atmung

Formel:
„Atmung ruhig und regelmäßig"
„Es atmet mich ruhig und regelmäßig"

Der pulsierende Charakter unseres Lebens drückt sich wie beim Herzen auch in unserer Atmung aus.

„Atmung" meint den lebensnotwendigen Gesamtvorgang, bei dem der für alle unsere Zellfunktionen notwendige Sauerstoff aus der Luft gewonnen, in der Lunge dem Blut zugeführt und in alle unsere Körperzellen transportiert wird. Dort ermöglicht der Sauerstoff die biochemischen Reaktionen (überwiegend Verbrennungsvorgänge), die die Grundlage unserer Zell- und damit Organfunktionen sind. Unser Erdenleben erlischt ohne Sauerstoff, so wie ein Kaminfeuer oder eine Kerzenflamme erlischt, wenn nicht genügend Sauerstoff zugeführt wird, und den bekommen wir aus der Luft.

Kurze Erinnerung: Die Luft unserer Atmosphäre ist ein Gasgemisch und besteht aus nur 21 % Sauerstoff (O_2). Den größten Anteil macht der Stickstoff (N) mit 78 % aus. 1 % entfällt auf sogenannte Edelgase wie

Helium, Neon, Argon, Krypton, Xenon und Radon. Das oft genannte Kohlendioxid (CO_2) macht nur einen verschwindend kleinen Anteil von 0,03 % aus. Erstaunlicherweise wird dieses Verhältnis seit Millionen von Jahren in der Atmosphäre konstant im Gleichgewicht gehalten.

Der Sauerstoff kommt durch einen bemerkenswerten Vorgang in die Luft, den wir „Photosynthese" nennen: Das Sonnenlicht ist in der Lage, unter Vermittlung des Blattgrüns der Pflanzen (Chlorophyll) das Kohlendioxid aufzuspalten, ($CO_2 \rightarrow C+O_2$) sodass die Pflanze aus dem gewonnenen Kohlenstoff (C) zusammen mit dem Wasser (H_2O), das sie über ihre Wurzeln aus der Erde aufgenommen hat, Zucker ($C_6H_{12}O_6$) als Basismolekül synthetisieren kann. Der dabei freiwerdende Sauerstoff (O_2) wird in die Atmosphäre abgegeben. Aus den Zuckermolekülen wird das gesamte organische Material der Natur (alle Pflanzen und Pflanzenprodukte) aufgebaut. Wir kennen sie als „Kohlenhydrate", weil sie eben aus Kohle-Wasser-Verbindungen bestehen. Sie sind eines unserer wichtigsten Grundnahrungsmittel.

Wie kommt nun die Luft aus der Atmosphäre in die Lungen? Antwort: Über die Erzeugung eines Unterdrucks im Brustraum durch Erweiterung und Vergrößerung des Brustraumvolumens. Die Luft fließt dann einfach dem Druckgefälle folgend von außen nach innen. Und wie vergrößern wir den Brustraum? Dazu haben wir zwei Möglichkeiten: Wir kennen alle die so genannte „Brustatmung" und die „Bauchatmung".

Bei der „Brustatmung" vermögen wir durch aktive Spreizung der Rippen, durch die die Rippenzwischenräume erweitert werden, eine Brustraumvergrößerung zu erreichen. Bei der „Bauchatmung" vergrößert sich der Brustraum nach unten durch die während der Einatmung erfolgende Abflachung des in Ruhe nach oben gewölbt aufgehängten Zwerchfells. Wir dürfen uns dabei das Zwerchfell wie eine muskuläre Membran vorstellen, die den gesamten Bauchraum nach oben gegen den Brustraum zeltkuppelartig abgrenzt. Weil der Bauchinhalt bei der Abwärtsbewegung des Zwerchfells während des Einatmens bei entspannter Bauchdecke sichtbar nach vorne gedrängt wird, nehmen wir ein Anschwellen unseres Bauches wahr, das dieser Atmung ihren Namen gegeben hat.

Beim bewussten Einatmen bedienen sich die meisten Menschen überwiegend der Brustatmung. Das geschieht besonders, wenn wir uns auf eine Aktion vorbereiten (Weitsprung, Hochsprung, 100-Meter-Lauf, Bogenschießen, Treppensteigen). Damit verbunden ist immer auch eine Erhöhung der vegetativen Gesamtspannung. Wir können das leicht überprüfen, wenn wir gleichzeitig unseren Puls tasten. Wir stellen dann fest, dass beim aktiven Einatmen die Pulsfrequenz spürbar ansteigt, während sie beim loslassenden Ausatmen zum Ruhewert zurückkehrt.

Die Bauch- oder Zwerchfellatmung ist dagegen die energiesparende Atmung des entspannten Menschen. Wo sie führt, ist der Mensch auf Gelassenheit eingestellt. Wo dagegen die Brustatmung forciert wird, betont der Mensch dadurch ständig seine Aktionsbereitschaft und seinen Aktionswillen, oftmals auch das Bewusstsein, ohne ihn gehe es nicht, im Sinne eines Überwertigkeitsbewusstseins. Ein solcher Mensch ist angesichts seiner Leistungen „stolz geschwellter Brust", das heißt, in eingeatmeter Dauerhaltung.

Andere Menschen erleben ihn oft als „aufgeblasen". Die Erfahrung des Loslassens ist solchen Menschen fremd und könnte doch gerade ihnen zu einer völlig neuen, entlastenden Selbstwahrnehmung verhelfen.

Das Wissen um diese Zusammenhänge kann uns helfen, immer dann, wenn wir im Tagesgeschehen unter Druck geraten, die spürbar angesammelte Spannung in ein, zwei oder auch mehreren bewusst vollzogenen, loslassenden Ausatembewegungen wieder abfließen zu lassen. Wir spüren dann umgehend ein Absinken unseres vegetativen Spannungsniveaus und eine Beruhigung unseres Gemüts.

Wenn wir einen ruhig Schlafenden beobachten, sehen wir in der Regel, wie sowohl der Brustkorb als auch der Bauch in sanften Auf- und Abbewegungen eine relativ flache Atmung anzeigt – fast gleich verteilt auf Zwerchfell- und Brustatmung. So ruhend verbrauchen wir verhältnismäßig wenig Sauerstoff, denn nur Verdauung und Stoffwechsel sind jetzt aktiv. Also schaltet unser Organismus in Bezug auf die Atmung auf Sparprogramm.

Vergleich Atmung und Herzfunktion

Zunächst fällt auf, dass sowohl unsere Atmung als auch unsere Herzfunktion ganz ohne unser Zutun unseren Bedürfnissen entsprechend von unserem Organismus gesteuert werden. In Bezug auf die Atmung bedeutet das: Der Organismus atmet für mich. Deswegen benutzen wir die gewöhnungsbedürftige Formel: „Es atmet mich", die uns daran erinnern will, dass wir auch bei dieser Übung loslassen dürfen und trotzdem bestens versorgt sind.

Doch gibt es auch Unterschiede zwischen Herz- und Atemfunktion:

1. Auch wenn „es uns atmet", so ist uns doch im Unterschied zur Herzfunktion ein bewusstes, eigenes, aktives Eingreifen und Modellieren der Atemfunktion möglich. So können wir bewusst tief oder flach, schnell oder langsam atmen, mehr eingeatmet oder mehr ausgeatmet durch den Tag gehen oder gar für begrenzte Zeit die Luft anhalten. Deswegen sagen wir auch gewöhnlich: „Ich atme."

2. Unterschiedlich ist auch die Frequenz: In Ruhe liegt sie beim Herzen durchschnittlich zwischen 60 und 80 Schlägen pro Minute, bei der Atmung zählen wir dagegen durchschnittlich nur 12 Atemzüge pro Minute.

3. Ein weiterer wesentlicher Unterschied ist die Art des Kreislaufs. Das Herz-Kreislauf-System ist ein geschlossener Kreislauf. Die Aufgabe des Herzens ist also ausschließlich die Versorgung unseres eigenen Organismus. Unser Blut kreist ja nur in uns und lehrt uns somit die Wahrnehmung unserer lebensnotwendigen, individuellen Einzigartigkeit. Bei unserer Atmung aber haben wir es mit einem offenen Kreislauf zu tun. Wir atmen die Luft aus derselben Atmosphäre ein wie alle anderen Menschen und auch Tiere und wir atmen dann alle in dieselbe Atmosphäre wieder aus.

Was können wir beim Atmen spüren?

Organisch Physikalisch

Da im Ruhezustand unserer Übungssituation unsere Atmung wie oben beschrieben auf Sparprogramm eingestellt ist, werden wir auch nur sehr leichte Bewegungen im Bauch- und Brustraum wahrnehmen können. Das sachte Heben und Senken der Brustwand sowie der Bauchdecke wird von vielen wie ein sanftes Gewiegtwerden empfunden. In meinen Kursen tauchten Bilder auf, es fühle sich an, als läge man in einem Boot auf dem Wasser und fühle unter sich die friedliche Dünung eines Sees in der sommerlichen Abendbrise. Zusätzlich können wir relativ leicht beim Einatmen einen kühlen Luftzug in der Nase spüren, der beim Ausatmen erwärmt in umgekehrter Richtung die Nase wieder verlässt.

Insgesamt ist es ein friedvolles, erholsames Grunderleben, sich in die Bewegung der eigenen Ruheatmung einzufühlen.

Darum lohnt es sich zu üben, unsere selbständige Atmung in ihrem verlässlichen Rhythmus immer deutlicher zu erspüren und dabei besonders die Ausatembewegung immer vertrauensvoller loszulassen.

Geistig-Seelisch

Wenn wir uns wie oben beschrieben daran erinnern, dass die Pflanzen uns Sauerstoff geben und wir den Pflanzen Kohlendioxid, und wenn wir uns darüber hinaus bewusst gemacht haben, dass wir Menschen und alle anderen Lebewesen aus derselben Atmosphäre einatmen und alle in dieselbe Atmosphäre wieder ausatmen, so wird offensichtlich, wie sehr auf diese Weise wir und alle Lebewesen dieser Erde in wechselseitigem Austausch miteinander verbunden sind. Darin erkennen wir unser soziales Wesen, das heißt, unser lebensnotwendiges Angewiesen-Sein auf

Gemeinschaft und lebendigen Austausch mit der gesamten Schöpfung in ausgewogenem Nehmen und Geben.

Dabei hängt für unser Lebensgefühl viel davon ab, dass wir dieses Nehmen und Geben auch richtig verstehen, nämlich als Annehmen und Geben von Geschenken: Es muss ja niemand für die Luft, die er einatmet, bezahlen. Auch kämen wir nicht auf die Idee, für unsere Ausatemluft Geld zu verlangen.

Darüber hinaus lehrt uns die Atmung, dass wir nur Neues erhalten können, wenn wir auch bereit sind, vorher etwas herzugeben. Und umgekehrt, wer dann vertrauensvoll viel hergibt, kann und wird damit auch umso mehr Neues und Frisches bekommen.

Wir kennen aus Märchen und Geschichten die Figur des ängstlich-misstrauischen Geizigen, der immer unglücklich und vereinsamt ist, weil er sich selbst von der Gemeinschaft und damit vom Leben abgeschnitten hat. Während der Vertrauensvolle, Zuversichtliche, Großzügig-Freigebige zu einem „Hans im Glück" wird.

Einen letzten Gedanken noch in Zusammenhang mit der Atmung: Wir haben oben gesagt, das Herz-Kreislaufsystem, das jeweils nur uns allein versorgt, lehre uns die Wahrnehmung unserer lebensnotwendigen, individuellen Einzigartigkeit. Von unserer Atmung werden wir dagegen auf unsere lebensnotwendige Gemeinschaftsbezogenheit hingewiesen. Wie bekommen wir diesen scheinbaren Gegensatz unter einen Hut, das heißt, in ein gesundes Gleichgewicht? Wie kommen wir vom Eigensinn zum eigentlichen, eigenen Sinn? Die Antwort ist überraschend einfach. Sie ergibt sich, wenn wir diese beiden lebensnotwendigen Pole unseres Daseins nicht länger als Gegensatz verstehen, sondern als Weise begreifen, wie unsere Schöpfung als Ganze grundsätzlich kunstvoll und tiefsinnig gebaut ist. Wohin wir auch schauen, immer ist das Größere aus kleineren Einzelelementen zusammengefügt. Jeder Organismus besteht ja aus einer Vielzahl von Organen, jedes Organ aus einer Vielzahl von Zellen und ein jedes dient dabei dem anderen. Je besser es nämlich der Einzelzelle geht, desto gesünder ist das Organ, desto wohler fühlt sich der Gesamtorganismus.

Und umgekehrt, je wohler sich der Gesamtorganismus fühlt, umso besser geht es den Organen und ihren Zellen. Das große Ganze und das individuelle Einzelne sind notwendig aufeinander angewiesen.

Wer meint, für ihn als Einzelnen treffe das nicht zu, der lerne von der Krebszelle, welche Folgen daraus entstehen, wenn wir meinen, der Gesamtorganismus, in dem wir leben, gehe uns nichts an. Die Krebszelle ist ein augenfälliges Beispiel für die zerstörerische Wirkung der Verweigerung des Dienstes am Ganzen. Ohne sich um das Wohl ihrer Nachbarzellen zu kümmern, bläht sie sich auf und wenn sie nicht durch innere oder von außen eingreifende Abwehr zerstört würde, hätte sie durch schnelle Vermehrung ihresgleichen in kurzer Zeit Gesundheit und Leben des Gesamtorganismus zerstört. Das allerdings bedeutet dann immer auch den vorzeitigen Tod für sie selbst. Eine erschreckende, aber eindeutige Demonstration!

Die Lehre: Den Dienst am Ganzen zu verweigern, führt zu Krankheit, Zerstörung und schließlich zum Tod des Ganzen und damit aller Einzelnen. Wer aber wachsen, sich entwickeln und aufblühen will zu gelingendem – das heißt mit Freude erfülltem – Leben, wird den Weg des freiwilligen Dienstes an der ganzen Schöpfungsfamilie wählen. Wir erleben es täglich an einsatzfreudigen Menschen, an erfolgreichen Mannschaften, Chören und Orchestern. Jedes prächtige Mosaik, ja sogar jedes Puzzle trägt diese Botschaft in die Welt. Ihre Kurzformel lautet: vom Gegeneinander zum Miteinander und Füreinander. Nur so kann Leben gelingen.

5) Die Bauchübung

Die Wahrnehmung des warmdurchströmten Bauches

Formel:
„Sonnengeflecht strömend warm"

Das „Sonnengeflecht" (Solar plexus) ist ein zusammenhängendes, vegetatives Nervengeflecht, das alle Organe des Bauchraumes versorgt und frei präpariert ausgebreitet nach Farbe und Gestalt an das Bild einer Sonne erinnert.

Wenn wir formulieren: „Sonnengeflecht strömend warm", dann meinen wir eigentlich den Einflussbereich des Sonnengeflechtes, das heißt, alle inneren Organe des Bauchraumes. Das sind: Magen, Dünndarm, Dickdarm, Leber, Gallenblase, Bauchspeicheldrüse, Milz, (Nieren), ableitende Harnwege, Harnblase, innere Geschlechtsorgane der Frau (Gebärmutter, Eierstöcke), und - auch wenn sie nicht im Bauchraum liegen – die Geschlechtsorgane des Mannes).

Welche Aufgabe haben diese Organe? Die Geschlechtsorgane dienen natürlich zunächst und ursprünglich der Fortpflanzung. Alle übrigen genannten Organe, außer der Milz, dienen der Nahrungsaufnahme, der Verdauung dieser Nahrung (das heißt, der Zerkleinerung bis zur Molekülgröße), dem Stoffwechsel und der Ausscheidung der nicht verwertbaren Nahrungsbestandteile. Der Begriff: „Stoff-wechsel" beschreibt die Fähigkeit besonders der Leber, die Moleküle der aufgenommenen und zerkleinerten Nahrung zu körpereigenem Fett, Eiweiß und Kohlenhydrat um- und aufbauen zu können; ähnlich wie beim Spiel mit Legosteinen, zuerst eine Lokomotive und später durch ab- und umbauen ein Schiff entstehen kann.

Das bedeutet, dass die Moleküle, aus denen unsere Körpersubstanz aufgebaut ist, dieselben sind, die vorher in die Körpersubstanz von Pflanzen und Tieren und die organischen Anteile der Erde eingebaut waren; und umgekehrt werden natürlich die Moleküle unseres Körpers schlussendlich ihren Weg wieder in die Erde, Pflanzen und Tiere nehmen.

Da nun diese Stoffwechselvorgänge biochemische Verbrennungsvorgänge sind — sie verbrauchen Sauerstoff, hinterlassen Kohlendioxid und stellen so gleichsam eine Umkehrung der Photosynthese dar — entsteht bei dieser Stoffwechselarbeit auch Wärmeenergie. Unsere Leber ist also der Hauptwärmelieferant unseres Organismus und garantiert unsere Körpertemperatur. („Kalorien" [Calor=Wärme] geben daher die Wärmeenergieeinheiten unserer Nahrung an).

Was können wir bei der Bauchübung spüren?

Organisch Physikalisch

Das Erspüren des warmen Bauches im Ruhezustand fällt den meisten Übenden zunächst sehr schwer. Das ist überraschend, da doch gerade der Bauch zu unserer wärmsten Körperregion gehört, weil eben in ihm, wie oben besprochen, der Hauptbrenner unserer Zentralheizung, die Leber, untergebracht ist und zudem unser Bauch auch noch zu den blutgefäßreichsten Regionen unseres Körpers gehört.

Zwei Gründe mögen für diese Schwierigkeit eine Rolle spielen: zum einen das Gesetz der Adaptation, d. h., der Anpassung. Für unsere Situation bedeutet dies: Für den anhaltenden Wärmereiz geht die Empfindsamkeit schließlich verloren. Zum anderen die in der Regel lebenslang entstandene, mangelnde Wahrnehmungsbereitschaft unserer Bauchregion. Der Bauch hat in unserer Kultur keinen guten Ruf. Besser ist es, keinen Bauch zu haben. Die verschiedenen Hintergründe dieser Abneigung zu besprechen, würde den Zusammenhang unseres Themas sprengen. So können wir ein anderes Gesetz formulieren: Was wir nicht wahrnehmen wollen, nehmen wir auch nicht wahr.

Wir wissen natürlich, wie lebensnotwendig das Zusammenspiel unserer Bauchorgane für uns ist. Deshalb wollen wir uns mit neuem Wohlwollen und angemessener Wertschätzung dieser Region unserer selbst einfühlsam zuwenden, die wir nach Formulierung von Graf Dürckheim als „unsere Erdmitte" verstehen können.

Wir üben, die wohlige Wärme unseres gesamten Bauches immer deutlicher zu spüren. Dabei kann helfen, unsere bereits warme (rechte oder linke) Hand während des Übens in der Magengegend auf den Bauch zu legen. Auch kann die Vorstellung hilfreich sein, unsere warme Ausatemluft ströme in den Bauch.

Geistig-seelisch

Wir haben uns oben klargemacht, dass wir wirklich aus dem Stoff der Erde gebildet sind, körperlich zu ihr zurückkehren werden und uns deshalb eine tiefe Gemeinschaft, ja Verwandtschaft, mit der uns umgebenden Natur verbindet. Das Wort von der „Mutter Erde" oder „Mutter Natur" (siehe auch „Materie"= Muttersubstanz) gewinnt durch diesen Zusammenhang tiefen Sinn.

Von der Natur stammen nicht nur die Bausteine unserer Körpersubstanz, sondern auch die gesamte Datei des über viele Millionen Jahre entwickelten Überlebensprogramms: Wie muss ich mich verhalten, welchem Impuls folgen, welche Mimik, Körperhaltung an den Tag legen, um bestmögliche Überlebenschancen zu gewinnen? – Auch das alles wird uns von der Natur mitgegeben, dieses Mal vererbt über das Medium der Gene. Unser „Bauchgefühl", auf das wir uns weitgehend verlassen können, entspricht dem Instinkt der Tiere und dient unserem wie auch deren Überleben. Unser Gewissen – gleichsam unser geistig-seelisches „Bauchgefühl" – vermag dagegen geistig-seelischer Kompass auf unserem Weg zu gelingendem Leben zu sein.

Die berühmten „Schmetterlinge im Bauch", die beim Anblick einer schönen Frau, eines schönen Mannes wie aus heiterem Himmel unvermittelt zu spüren sind und als „Liebe auf den ersten Blick" gedeutet werden, haben zunächst und ursprünglich keinen anderen Sinn als den, mit einem bestmöglichen Partner, bestmögliche Nachkommenschaft zu sichern, um wiederum Punkte zu sammeln im Überlebenskampf.

Vom Verliebt-Sein zur Liebe
Diese „Schmetterlinge" können dann allerdings ebenso unvermittelt wieder vom Winde verweht werden, wie sie aufgetaucht sind oder sich umgehend auf ein anderes vermeintlich noch geeigneteres Subjekt des Begehrens beziehen. Wir nennen das „verliebt sein" und unterscheiden es bewusst im Wort und in Bezug auf den Inhalt von der Beziehungsqualität, die wir „Liebe" nennen. Wir erinnern uns, dass die Menschen schon immer im Herzen und nicht im Bauch das angemessene Symbolorgan für die Liebe sahen und erlebten. Wir erinnern uns weiter, das Herz ist nicht nur Symbolorgan für die „Liebe", sondern gleichzeitig und untrennbar auch für das „Leben".

So können wir also lernen: Das Verliebt-Sein ist offensichtlich Teil des „Überlebensprogramms", die Liebe dagegen gehört in den Bereich des „Lebensprogramms".

In diesem Zusammenhang ist bemerkenswert, dass das Herz anatomisch-geographisch so ziemlich genau in der Mitte zwischen Kopf und Bauch gelegen ist und diese Position ein Fingerzeig auf das besondere Wesen der Liebe zu sein vermag: Diese Liebe will offensichtlich nicht nur und vorübergehend im Leibe gespürt werden, sondern entgegen der Flüchtigkeit des Verliebtseins auch Bestand haben und Verlässlichkeit. Diesen Bestand aber gewinnt sie nur durch bewusste, freie Entscheidung (Kopf). Liebe muss also auch gewollt werden, und zwar aus der gesamten Persönlichkeit heraus: „Ich schenke dir mein Herz (mein Leben)", in guten und in schwierigen Zeiten, und das heißt im tiefsten: bedingungslos. Wir fühlen, welches Wagnis damit verbunden ist – aber ohne dieses Wagnis kann man bekanntlich auch nichts Eigentliches gewinnen. Es ist genauso wie mit der Fahrt über das Meer: Nur, wenn ich mit meiner gesamten Person, buchstäblich mit beiden Beinen in das Boot steige, kann ich mich auch auf verheißungsvolle, abenteuerliche Reise zu anderen, neuen Ufern begeben. Offensichtlich muss ich mein Leben beherzt einsetzen, wenn ich es gewinnen will.

Deswegen gilt es aber auch, mit Bauch *und* Kopf zu prüfen, wem ich mein Herz, mein Leben schenken will. Wie ist es bestellt mit der Ernsthaftigkeit meiner und des geliebten Menschen Liebesbereitschaft und -fähigkeit? Wie steht es mit unserer beider Lernbereitschaft?

Eine Restunsicherheit mag bleiben, sonst würden wir unsere auch noch so wohl überlegte Entscheidung nicht doch noch als Wagnis erleben.

Diese Restunsicherheit gilt es in Kauf zu nehmen, dem eigenen Prüfungsergebnis zu vertrauen, den entscheidenden Schritt zu wagen und der so getroffenen Entscheidung nun auch treu zu bleiben. Dabei mag das Bewusstsein helfen, dass diese Liebe, zu der wir uns entschieden haben, nicht einfach nur bewahrt oder gar aufbewahrt werden will.

Vielmehr will diese Liebe lebendig sein, das heißt, sie will geübt, eingeübt werden, will sich entwickeln, will lernen, sich im Alltag zu bewähren, ja geradezu am Alltag zu reifen, ja, sie will notfalls auch erlitten werden („Ich mag dich leiden"). Eine solche Liebe ist niemals fertig, eine solche Liebe hört daher niemals auf. (*Siehe auch Frage 21.*)

Vom Überleben zum Leben

Wir haben oben gesagt, dass die Bauchorgane in der Lage sind, die aus der Erde und von der Erde stammenden Nahrungsmittel zu verdauen und zu verstoffwechseln, dass sie also das, was aus der Erde kommt, uns „einverleiben", zu unserer Körpersubstanz umwandeln können. Wir haben gesagt, dies weise auf die Erdverwandtschaft unseres Körpers und die Erdnähe besonders unserer Bauchorgane hin. Auch stehe diese Fähigkeit im Dienste der Lebenserhaltung, also unseres Überlebens.

Nun reicht uns Menschen aber zur wahren, verlässlichen Glückserfahrung in aller Regel das Überlebensprogramm nicht aus, weil es gerade das nicht vermitteln und verwirklichen kann, was wir Menschen offensichtlich durch alle Jahrtausende unseres Erdenlebens bis auf den heutigen Tag so sehnsüchtig herbeiwünschen, nämlich, dass unser Leben mit allem, was es so liebenswert macht, gesicherten Bestand habe.

Andererseits haben wir uns oben klar gemacht, dass die bedingungslos zugesagte Liebe kraft der zugrunde liegenden freien und endgültigen Entscheidung als einzige die Fähigkeit habe, Bestand zu gewährleisten und damit die tiefe Sehnsucht aller Menschenkinder nach vollkommenem und unverlierbarem, andauerndem Leben zu erfüllen.

Woher aber nehmen wir eine solch geartete Liebe, die allein unser „Überlebensprogramm" umwandeln könnte hin zum ersehnten „Lebensprogramm"?

Wir alle wissen ja aus Erfahrung, wie schnell unsere menschliche Liebe ihre Schubkraft einbüßen kann, wie müde und unzuverlässig sie werden kann, wenn ihre Quelle allein unser menschliches Herz ist und wenn sie keinen Anschluss hat an die unversiegbare Quelle aller Liebe und allen Lebens, die im Herzen unseres Schöpfers entspringt. Aber wie finden wir die Verbindung, den Anschluss dorthin? Gibt es vielleicht einen Fingerzeig der Natur, wie wir von der Erde zum Himmel kommen können oder vielleicht besser, auf welchem Weg der Himmel zur Erde kommt? Wie machen es die Pflanzen? Sehen wir uns als Beispiel vielleicht einmal einen Baum genauer an:

Das Sinnbild des Baumes

Ein Baum, wenn er gesund gewachsen ist, steht aufrecht. Vom ersten Tag des Durchbruchs seines Keimlings durch die Samenkapsel sucht der kleine Baum zielstrebig die Wachstumsrichtung der Vertikalen. Er will unbedingt gegen die Erdanziehungskraft nach oben. Ihn zieht nicht die Erde, seine attraktive (anziehende) Zielrichtung ist die Sonne, die Quelle des Lichts. Ihr streckt er sich entgegen mit seiner ganzen Wachstumskraft. Die Erde ist sein Standort. In sie treibt er seine Wurzeln, die ihn mit Wasser und Mineralien versorgen. Seine Blätter aber will er so nahe zum Licht halten, wie es ihm seine Art erlaubt, weil Licht und Luft die Nahrung für ihn bereithält, die er mit Hilfe des Photosynthesevorgangs (s.o.) verstoffwechseln kann.

Der Baum holt sich also buchstäblich vom Himmel die Lebensenergie, die er benötigt, um die Nahrung zu synthetisieren, die er für das Wachstum und die Entwicklung seiner ureigenen Vollgestalt als Erdenbewohner braucht. Welche Substanzfülle hat dieser Vorgang schon generiert!

Wenn wir kurz innehalten und uns auf der Zunge unseres Bewusstseins zergehen lassen: Der ganz überwiegende Teil der organischen Substanz auf dieser Erde – alles, was wieder verbrennen kann – (alles Holz, Erdöl, Erdgas, Kohle, Wachs, Heu und Stroh) entsteht aus der Energie des Sonnenlichts sowie Kohlendioxid, Wasser und einigen Mineralien. Ein Stück Kaminholz ist gleichsam gespeichertes, energiereiches Sonnenlicht, CO_2, Wasser und Mineralien. Wenn wir es verbrennen, kehren wir die Photosynthese um und setzen damit diese genannten Bestandteile wieder frei: Wir erfreuen uns an dem wärmenden, energiereichen Licht (Feuer), während das Restwasser und das CO_2 entweicht. Übrig bleiben unverbrannte organische Reste und Mineralien (Asche).

Die erdnahen Organe des Baumes, seine Wurzeln sorgen für die Bodenhaftung, sein Überleben, denn entwurzelt würde er sterben. Darum müssen sie gut festhalten können und widerstandsfähig sein und bestehen daher auch aus dem härtesten Material des gesamten Baumes. Seine Krone aber, aus zartestem Material, entfaltet sich der Sonne entgegen, damit so viel Blattgrün wie möglich so viel Lichtenergie wie möglich empfangen kann.

Halten wir fest: Der Baum lebt sozusagen zwischen Himmel und Erde und entwickelt sich gesund, wenn er gut verankert in der Erde ist und nach oben, Richtung Himmel wächst, hin zum Licht und zur Luft. Das bedeutet, gesund entwickelt er sich nur, wenn sich auch seine Krone sozusagen im Himmel gut „verwurzeln" kann, um von dort seine lebensnotwendige Nahrung aufzunehmen. (Übrigens, im Griechischen heißt „Luft": „Pneuma", das in gleicher Weise auch „Gottgewirkter Geist" bedeutet). Wird dem Baum der Zugang zu Licht und Luft unmöglich gemacht, dann verkrüppelt er oder stirbt.

Zusammengefasst:
Die Wurzeln sichern mit ihrer Bodenfestigkeit den Stamm und nehmen aus der Erde Wasser und Mineralien auf. (Überlebensfunktion)

Der Stamm wiederum sichert die Krone und hält sie höchstmöglich dem Licht entgegen. Der Stamm stellt also die Verbindung her zwischen Wurzeln und Krone (Wasser, Mineralien ↑) und zwischen Krone und Wurzeln (Kohlenhydrate↓).

Die Krone ist das prächtige, himmelwärts gerichtete Empfangsorgan für die Lebensenergie (Lebensfunktion).

Wenn wir das Bild und Beispiel des Baumes nun auf uns Menschen übertragen, so entsprächen:

- unsere Füße und Beine den Wurzeln, die für die Bodenhaftigkeit zuständig sind;
- unser Rumpf dem Stamm (das ist auch der medizinische Begriff für Bauch und Brustkorb), er stellt die Verbindung her zwischen unseren Beinen und unserem Hals und besonders unserem Kopf sowie den Armen;

- unser Bauch der Region des Baumstammes, die der Erde aufruht, also eher erdnahe Funktion hat. (Wir erinnern uns: Verdauung und Verstoffwechselung der auf der Erde gewachsenen Nahrungsmittel, Fortpflanzung, instinkthaft sicheres Bauchgefühl. Aufgabe, Funktion und Ziel: Überleben)
- unser Herz, sozusagen die Verbindungszentrale, entspräche der Mitte des Stammes. Es sorgt für die rechte Balance zwischen oben und unten, zwischen Himmel und Erde und das rechte Fließen des Lebensstroms von oben nach unten und von unten nach oben. Genau das kann am besten unser Herz, das Organ unserer Lebens- und Liebesfähigkeit. Es kann Liebe von oben empfangen und Liebe weiterschenken.
- Unser Kopf nun entspräche der Krone. (Volkstümlich nicht ungeläufig: „Er hat einen in der Krone.") Er ist unter anderem unser Empfangsorgan schlechthin (siehe auch 6. Übung). Er sitzt wie eine Aussichtsplattform mit Antennen am höchsten Punkt unseres Körpers. Mit seinen Sinnesorganen nehmen wir die Eindrücke unserer nahen und fernen Umgebung auf, mit seinem Hirn speichern wir sie, deuten sie und gewinnen so Orientierung in unserem Dasein. Dadurch gewinnen wir einen Überblick über die Wirklichkeit, in der wir leben, und können entscheiden, welche Beziehung wir zu ihr aufnehmen wollen. Auf diese Weise dient natürlich auch das Hirn zunächst unserem Überleben. Unser menschliches Hirn allerdings hat eine für uns höchst bedeutsame zusätzliche Fähigkeit: Auch wenn es medizinisch nicht zu den Sinnesorganen gerechnet wird, so dürfen wir unser Hirn aus ganz-

heitlicher Sicht mit Fug und Recht als unser buchstäblich zentrales „Sinnes-Organ" bezeichnen, weil es Träger unseres Bewusstseins ist und damit geeignet für das Erfassen von Sinn: Unser Bewusstsein erkennt die geistige Tiefendimension auch des Materiellen, gewinnt Einsichten über größere Zusammenhänge und vermag das zugrundeliegende Wesen von Dingen und Vorgängen in Zeit und Raum zu erfassen. So wird das menschliche Hirn zu unserem Orientierungsorgan schlechthin, das ganz besonders in der Lage ist „von oben" das heißt, aus dem Bereich des Geistigen, lebensnotwendige Nahrung, Energie und kreative Impulse aufzunehmen. (Einfälle, Ideen, Einsichten, Inspirationen, Erkenntnisse) So kann unser Bewusstsein auch erkennen, dass das Leben ein geistiges Phänomen ist, es also der „Geist ist, der lebendig macht" (Joh6 6,3).

Auf diese Weise kann uns das himmelwärts gestreckte Wachstum des Baumes hin zu Sonnenlicht und Luft auf die Idee bringen, dass es auch für uns Menschen auf eine himmelwärts gerichtete Balance anzukommen scheint, wenn wir vom Überleben zum Leben gelangen wollen und wenn wir damit eine gesunde, lebensfrohe, gegenwarts- und zukunftsorientierte, zuversichtliche Grundstimmung entwickeln wollen.

Es gibt nicht wenige Menschen, die allzu erdnah leben. Wer zum Beispiel nur ans „Fressen, Saufen und Huren" denkt, verpasst für jedermann offensichtlich seine menschlichen Möglichkeiten.

Aber auch, wer nur gelten lässt, was er ergreifen, begreifen, in den Griff bekommen und festhalten kann, wer nur dem naturwissenschaftlich Beweisbaren, dem mathematisch Gesicherten vertraut und wem es überwiegend darauf ankommt, seinen Standpunkt auszubauen (Wurzelfunktion) und „sein gutes Recht" zu verteidigen, wird am Geschenk des Lebens vorbeigreifen (siehe Beispiel: Wasserschöpfen). Weil er sich auf die Wirklichkeitsebene seiner „Krone", die ja ganz und gar auf Empfang eingestellt ist, nicht einlässt, wird er sich dieser seiner realen, geistigen Daseinsebene nicht bewusst und kann deswegen seinen Lebensreichtum nicht erleben (*siehe Kapitel über die Bedeutung des Bewusstseins, Seite 86f*). Man erkennt diese Menschen an dem typischen Satz: „Eins sage ich dir, im Leben bekommt man nichts geschenkt!"

Wir haben deswegen anscheinend keinen besseren Zugang zum Erleben einer tiefen und nachhaltigen Lebensfreude, als die aus Erfahrung gewonnene Erkenntnis, dass unser Leben in Wirklichkeit ein anhaltendes Geschenk des Himmels ist. „Himmel", das aber ist nach christlichem Glauben unser Schöpfer, aus dessen Herz die unversiegbare Quelle seiner vollkommenen Liebe und allen Lebens entspringt. Zu ihm kommen wir nach christlicher Gewissheit durch seinen Sohn, Jesus Christus. Er lehrt uns, was es heißt, richtig zu lieben.

Es gibt nun aber auch eine Reihe von Menschen, die zu wenig Bodenhaftung haben, die „über allen Dingen schweben". Es sind die, bei denen man oft den Eindruck hat, ihre himmelwärts gewendete Aufmerksamkeit und ihre allzu laute Betonung des geistigen Charakters unseres Lebens erwachse eher aus einer Abneigung gegen alles Erdhafte und Körperliche. Manchmal entsteht auch der Eindruck, dass sie sich die Hände nicht schmutzig machen wollen, dass sie die Auf-Gabe, die mit der Gabe des Lebens verbunden ist, nicht übernehmen mögen, sondern sich lieber die „Rosinen aus dem Kuchen" holen wollen. Da sie nicht genügend Erdverbundenheit (Wurzeln) entwickeln, leben sie ständig in Gefahr, beim nächsten Lebenssturm entwurzelt zu werden, ihre Selbst-Ständigkeit zu verlieren.

Wir können uns gut vorstellen, mit wie vielen Variationen möglichen Ungleichgewichts wir Menschenkinder uns auseinanderzusetzen haben. Jedenfalls vermögen weder Erdlastigkeit noch Himmelslastigkeit – wohl wegen der damit verbundenen Gleichgewichtsstörung – Wohlbefinden und Frieden in die Menschenseele zu bringen.

Woran aber erkennen wir, wann wir und dass wir weitgehend im angestrebten Gleichgewicht sind?

Im Gleichgewicht lieben wir den Himmel und lieben die Erde, ohne darin einen Gegensatz oder eine Konkurrenz beider zu empfinden. Wir entdecken sozusagen den Himmel im Irdischen und fühlen das Irdische im Himmel gut aufgehoben. Wir empfinden tiefe Dankbarkeit für das unauslotbare Geschenk des Lebens. Und die Teilhabe an diesem unerschöpflichen Reichtum erfüllt uns mit Staunen und tiefer Freude. Angefeuert von dieser dankbaren Freude, treibt es uns zum Mitwirken.

Wir suchen und finden den Platz, an dem wir unsere Talente zum Wohle und zur Freude unserer Selbst und unserer umgebenden Mitmenschen wirkungsvoll einsetzen können als richtige Person zur richtigen Zeit am richtigen Ort. Wenn das gelingt, fühlen auch wir uns richtig und damit glücklich.

Bei diesem Suchen und Finden kommen wir erfahrungsmäßig eher an unser Ziel, wenn wir nicht allzu forsch losmarschieren, sondern uns eher hörend und hellsichtig führen lassen von dem, der uns die Talente gab, von dem wir sagen, dass er sich uns unter anderem auch über unsere „innere Stimme" mitteilt. Denn wer weiß schon selbst immer so genau, welches der bestmögliche Platz zur rechten Zeit für ihn ist?

Für den christlichen Leser sei zuletzt noch eine Anmerkung angefügt: Wir haben am Anfang dieses Kapitels über die Stoffwechselfunktion unseres Leberorgans gesprochen und erklärt, „Stoffwechsel" sei die Fähigkeit, die Moleküle der aufgenommenen Nahrung zu körpereigener Substanz um- und aufzubauen. Wenn wir nun bei der Kommunion das eucharistische Brot essen und vielleicht auch den Wein trinken, geschieht mit dieser nun heiligen Nahrung in uns zunächst dasselbe wie mit aller Nahrung – sie wird zu unserer körpereigenen Substanz um- und aufgebaut. Halten wir kurz inne und bedenken, was das für uns bedeutet: Der Sohn Gottes will leibhaftig in unserer Substanz, in uns selbst, anwesend sein, um uns dadurch von unserer Gottesferne zu erlösen, damit wir so an seinem ewigen Leben wieder teilhaben können, wie es im Anfang für uns bestimmt war. „Ich bin das lebendige Brot, das vom Himmel herab gekommen ist. Wer von diesem Brote isst, wird in Ewigkeit leben" (Joh 6,51). Im Abendmahlsaal bricht Jesus dann eben dieses Brot und teilt es seinen Jüngern aus.

Wenn wir uns dieses gesamte Geschehen wirklich und mit großer Ernsthaftigkeit bewusst machen, bleibt uns zunächst nur noch fassungsloses Staunen. Eine größere Liebe können wir uns nicht vorstellen. Eine solche Liebe, die sich selbst ganz gibt, ohne sich zu verlieren, ist vollkommen, und übersteigt unsere Erfahrung.

Und wenn auch der Menschenverstand vor diesem Geheimnis der göttlichen Liebe schon zu allen Zeiten kapitulieren muss und dazu neigt, sich kopfschüttelnd abzuwenden, so ist es doch unserem menschlichem Herzen gegeben, mit Hilfe des Heiligen Geistes zu erahnen, welch tiefe Wahrheit uns in diesem Geheimnis berührt. Und aus dieser Ahnung heraus können wir dann mit Petrus sprechen: „Herr, zu wem sollen wir gehen? Du (allein) hast Worte ewigen Lebens" (Joh 6,68).

Wir spüren vielleicht, wer sich trotz aller Zumutung auf diese göttliche und zugleich so menschennahe Liebe vertrauensvoll einlassen kann, das heißt, wer diesem Sohn Gottes glaubt, der fühlt neuen, festen Boden unter seinen Füßen. Seine bisherigen Prioritäten werden sich neu sortieren. Der Horizont seines bisherigen Lebensentwurfs wird sich ins Unbegrenzte weiten und er wird einen bleibenden Reichtum in seinem Leben entdecken, der jenseits alles Berechenbaren, alles zählbaren Besitzes liegt und jenseits jeder kurzlebigen Bedürfnisbefriedigung. Fortan wird er mit der Gewissheit leben, ein mit ewigem Leben Beschenkter zu sein.

6) Die Kopfübung

Die Wahrnehmung unserer kühlen Stirn und der Leichtigkeit unseres Kopfes

Formel:
„Stirn angenehm kühl"

Die bisherigen Übungen haben uns vermittelt, wie wohltuend und angenehm sich unser Leib anfühlt, wenn wir ihn schwer und warm, ruhig und regelmäßig durchpulst und durchatmet empfinden. Das gilt für Arme, Beine, Bauch und Brustkorb.

Ein jeder weiß dagegen aus Erfahrung, dass ein schwerer, warmer und pulsierender Kopf nicht mit gesundem Wohlgefühl einhergeht, sondern ganz im Gegenteil eher mit dem Missgefühl, krank zu sein. Unser Kopf möchte leicht, kühl und frisch und ohne pulsierende Eigenempfindungen wahrgenommen werden. Ja, man könnte fast noch besser sagen, er möchte am liebsten gar nicht in seinem Eigenleben wahrgenommen werden, vergleichbar mit einer Antenne, vergleichbar auch mit unseren Augen und Ohren.

Wie Herz und Blutkreislauf, das Atmungsorgan und die Bauchorgane in ihrer Summe, so gehört auch der Kopf als Träger unseres Gehirns sowie der wichtigen Sinnesorgane wie Augen, Ohren, Geruchs- und Geschmackssinn zu unseren lebensnotwendigen Organsystemen.

Die Aufgaben der genannten Sinnesorgane verstehen sich von selbst. Mit ihnen nehmen wir lebenswichtige Informationen aus unserer Umgebung auf.

Nun nehmen wir natürlich nicht schlechthin alle Informationen aus unserer Umgebung auf, sondern überwiegend jene, denen wir uns bewusst zuwenden, die wir sozusagen in den Blick nehmen, denen wir unsere Aufmerksamkeit schenken. Konkret wenden wir dann unseren Kopf, unser Gesicht wie eine bewegliche Parabolantenne dem Gegenstand unseres Interesses zu. In diesem Sinne können wir unseren Kopf auch als unser „Aufmerksamkeitsorgan" bezeichnen.

Wir sehen daher leicht einem Menschen an, wohin seine Aufmerksamkeit gerichtet ist: nach außen oder nach innen, in die Nähe oder Ferne, nach oben oder unten, nach rechts oder links. Verharrt der Kopf in einer Stellung, verharrt auch die Aufmerksamkeit beim Gegenstand. Bewegt er sich ständig, wandert mit ihm auch seine Aufmerksamkeit von Gegenstand zu Gegenstand oder wir sind zerstreut und halten darum keinen Eindruck fest.

Nehmen wir traurig oder entmutigt Abstand von der Welt, dann lassen wir den Kopf hängen, weil er uns wie die Lebenssituation zu schwer ist: Mit dem sinkenden Mut sinkt auch unser Kopf auf die Brust. Sind wir wieder zuversichtlich und voll neuer Hoffnung, erhebt sich unser Gemüt, dann heben wir auch unseren Kopf und wenden unser Gesicht wieder der Welt und dem Leben zu. „Kopf hoch" heißt die Ermutigungsformel.

Der Kopf „brummt", wenn wir zu viel zu bedenken haben. Der Kopf ist „klar", wenn wir uns gut orientiert und aufgeräumt fühlen.

Mit unserer Kopfbewegung unterstützen wir zudem unsere Kommunikation. Zeichnen wir mit einer horizontalen Hin- und Herbewegung einen Strich in die Luft, so ist die anstehende Angelegenheit durchgestrichen, also abgelehnt. „Nein" ist die Kurzformel.

Zeichnen wir mit einem Kopfnicken einen vertikalen Strich wie ein Ausrufezeichen, das eine Aussage unterstützt, so stimmen wir einer Sache zu; Kurzformel „Ja".

Sind wir nicht sicher, macht unser Kopf eine horizontale Wellenbewegung, das heißt wir schwanken noch (Kombination zwischen „Ja" und „Nein"). Auch mit unserer Mimik können wir ohne Worte eine Vielzahl von Botschaften vermitteln.

Zentralorgan unseres Kopfes ist bekanntlich unser Gehirn. Aber welche Funktion hat es eigentlich? Fangen wir an, darüber nachzudenken, stoßen wir auf eine solche Vielfältigkeit und Komplexität der Funktionen, dass wir aus dem Staunen nicht wieder herauskommen. Dabei sind viele Geheimnisse der Hirnfunktion bis auf den heutigen Tag noch ungelüftet!

Was wissen wir dennoch über unser Gehirn?

Organisch-physikalisch
Das Gehirn ist
a. die zentrale Sammelstelle und Datenbank aller von außen und innen lebenslang aufgenommenen Informationen;
b. die zentrale Koordinationsstelle dieser Informationen. Das heißt, dass die aufgenommenen Informationen in einen Bedeutungszusammenhang geordnet werden. Zum Beispiel hat die Wahrnehmung der roten Farbe einer Tulpe für uns eine andere Bedeutung als das Rot einer

Ampel und wird daher auch ein anderes Verhalten bei uns auslösen *(siehe auch oben: Thema „Bedeutung", Seite 30f).*

c. die zentrale Regulierungs- und Kommandostation zu gezielter und bestmöglicher Aktion aufgrund der gesammelten und koordinierten, das heißt auch mit einer Bedeutung versehenen Informationen.

d. in Zusammenarbeit mit Kehlkopf, Zunge, Mund- und Rachenraum das „zentrale Kommunikationsorgan". Mit ihm können wir sprechen, rufen, schreien, flüstern, schimpfen aber auch singen und lachen. So können wir unsere Befindlichkeiten mitteilen und unsere Wünsche zum Ausdruck bringen.

Geistig-seelisch

Unser Gehirn ist darüber hinaus Sitz und Projektionsorgan unseres geistig-seelisch Bewusstseins und Selbstbewusstseins. Und in diesem Sinne sozusagen unser fortschrittlichstes, fähigstes „Sinnes-Organ", das uns wesentlich von den Tieren unterscheidet, weil es geistige Informationen von innen und außen aufzunehmen vermag.

Durch diese Fähigkeit sind wir Menschen uns des Daseins um uns herum und besonders unseres eigenen Daseins bewusst. Aufgrund dieser Fähigkeit können wir „reflektieren", das heißt, geistig aus uns heraustreten und unsere Aufmerksamkeit „zurückbeugend" auf uns selber lenken. Somit können wir aus gewisser Distanz uns selbst gegenüber Stellung beziehen, uns nach unseren eigenen Maßstäben einschätzen, loben, kritisieren, mit uns selbst ins Gespräch kommen. Diese Bewusstseinsfähigkeit ermöglicht uns zudem, Einfälle, Intuitionen zu empfangen, Ideen und Vorstellungen zu entwickeln, Musik, Kunst, Sprache und Literatur hervorzubringen, zu genießen und ihre Sprache zu verstehen.

Wir vermögen zu abstrahieren, das heißt, Unwichtiges von Wichtigem zu unterscheiden und somit zum Wesen einer Sache vorzudringen.

Aufgrund dieser Hirnfähigkeit ist es uns möglich zu wollen oder nicht zu wollen, das heißt, eigene Entscheidungen bezüglich des eigenen Verhaltens zu treffen und darin eigene Freiheit zu erfahren. Das bedeutet auch, dass wir Verantwortungsbewusstsein empfinden können, für die in Freiheit getroffene Entscheidung einzustehen.

Unser Bewusstsein macht uns möglich zu lieben, zu vertrauen, zu glauben und zu hoffen, das heißt geduldig auf ein mit Gewissheit erwartetes Ereignis zu warten. Es macht uns möglich, unsere Emotionen von der Freude bis zur Trauer bewusst zu erleben und zu verstehen.

Unser Bewusstsein ist die Voraussetzung für unseren Verstand, unsere Vernunft. Damit können wir uns orientieren und erkennen, was für uns gut und richtig und was schlecht und falsch ist. Und wir können mit unserem vernünftigen Verstand denken, nach-denken, voraus- denken. Dabei können wir uns wundern und können staunen, wenn wir auf Unerwartetes, Unbekanntes stoßen. Wir können und sollten immer zu Ende denken und wenn uns dabei Ungereimtes auffällt, wenn nötig, umdenken, auch Fragen stellen, Gegebenes, das wir nicht verstehen, infrage stellen, hinterfragen. Wir können uns zum Beispiel fragen, ob es uns ausreicht, das heißt, uns glücklich macht, lediglich zu überleben und dafür zu sorgen, dass die nächste Generation wiederum nur überlebt. Richten wir diese Frage an uns selbst und lassen darauf unsere innere Vorstellung von wirklichem, gelungenem Leben antworten, so können wir erkennen, dass dieses Überlebensprinzip allein für uns keinen genügenden Sinn macht, wenn es nicht einmündet in ein gültiges und verlässliches Lebensprinzip. Letztendlich, so leuchtet uns ein, wollen wir doch deswegen überleben, um schließlich wahrhaft zu leben *(siehe auch Seite 73).*

Das heißt, wir können erkennen, dass nur im Leben selbst der eigentliche Sinn liegen kann. Was aber meinten wir mit „Leben"?

Bei der Herzübung haben wir uns schon klar gemacht, dass das Wesen jedes Lebens die Liebe ist, dass sich beide gegenseitig bedingen *(siehe auch Seite 52 und 58).*

Wenn und wo nun diese Bedingtheit intakt ist, spüren wir es direkt und mit großer Zuverlässigkeit an der Freude, die uns erfüllt, die eben die Frucht der Einheit von Leben und Liebe ist. Wir können also durch Erfahrung und Erprobung erkennen und deswegen auch darauf vertrauen, dass die Dreieinheit dieser geistigen Güter, nämlich Leben, Liebe und Freude Ausgangspunkt, wesenhafter Inhalt und Ziel unseres Daseins ist und damit auch seinen Sinn ausmacht. Dahin strebt offensichtlich alles Dasein, darin blüht es auf, darin ist es glücklich. Da ist es zu Hause.

Unser Hirn ist genial genug, dass es unterscheiden kann zwischen Überleben und Leben, Kennen und Erkennen, Sehen und Einsehen, Hören und Verstehen,

Wissen und Weisheit! Auch erfasst es den Unterschied zwischen Sinnes-Organ und dem Sinn selbst. So erkennt unser Verstand, dass ein Auge das Licht nur empfängt, nicht aber selbst herstellt oder gar selbst ist.

Deswegen lasse sich niemand verwirren, wenn neuerdings immer wieder einmal sogenannte, „moderne" Hirnforscher den Menschen weismachen wollen, dass das Gehirn unser Bewusstsein produziere und den Menschen eine Scheinfreiheit vorgaukele. Dabei können wir erkennen, dass Hirnsubstanz Materie ist und deswegen von sich aus nichts Geistiges generieren kann. Ähnlich ist ja auch eine Ansammlung von Buchstaben ohne Aussagekraft, wenn diese Buchstaben nicht vom Geist zu Worten geordnet werden, die ihrerseits geistige Begriffe vermitteln. Auch weiß ein jeder, dass nicht das Radio die Musik macht, sondern Empfänger der Musik ist, und wenn es nicht mehr funktioniert, deswegen nicht die Musik verdorben ist, sondern von diesem Radio eben nur nicht mehr empfangen und vermittelt werden kann. So haben wir allen Grund, der Unterscheidungsfähigkeit unseres Geistes in aller Gemütsruhe zu vertrauen. (*Zur geistigen Funktion unserer Sinnesorgane siehe Frage 23.*)

Nach dieser kurzen Orientierung zurück zu unserer Übung: „Stirn angenehm kühl".

Was können wir bei der Kopfübung spüren?

Sie merken, wie dezent diese Wahrnehmung angesprochen wird. Nicht: „Kopf kalt" auch nicht „Kopf kühl" noch nicht einmal: „Stirn kühl", sondern eben nur „Stirn angenehm kühl". Es geht offensichtlich darum, jede Überdosis der Kühle-Wahrnehmung und damit unangenehme Begleiterscheinungen zu vermeiden. Zum Beispiel könnten Migränepatienten mit Kopfschmerzen reagieren. Nicht aber so im angenehm kühlen Bereich. Wir können die gemeinte angenehme Kühle simulieren, wenn wir mit einem angefeuchteten Finger über die Stirn streichen.

Diese Übung zu realisieren ist relativ leicht. Wir brauchen nur einmal bewusst durch die Nase tief einzuatmen, dann spüren wir bereits, wie die einströmende Luft unser Naseninneres kühlt. Diese Kühle können wir direkt bis zur Nasenwurzel, also bis zum Stirnansatz fühlen. Wenn wir uns vorstellen, dass die beim Einatmen auf uns zu bewegte Luft nicht gänzlich in der Nase verschwindet, sondern zum Teil über unsere Stirn abgeleitet wird, dann fecheln wir uns kühlende Luft automatisch mit jedem Atemzug zu. Diese angenehme Kühle nun zu erspüren ist Inhalt der Übung.

„Stirn angenehm kühl". Das bedeutet für den Kopf, dass er frisch, wach und aufgerichtet, leicht und klar empfunden wird. Das bedeutet für unser Bewusstsein, dass es aufgeweckt und wachsam, hell und aufmerksam ist.

Damit bestehen bestmögliche Voraussetzungen für das zutreffende Erkennen von Wirklichkeit und Wahrheit, und das wiederum hilft unserer sicheren Orientierung in der Welt und der Aufrechterhaltung, und wo nötig Wiederherstellung, der lebendigen Ordnung im eigenen Inneren.

Lassen Sie sich Zeit für diese Übung und genießen Sie das Frei- und Durchsichtig-Werden Ihres wachen Sinnes.

Die „Ruhetönungsformeln"

„Ich bin ganz ruhig —und diese innere Ruhe bleibt".

Diese bereits erwähnten „Ruhetönungsformeln", die wir zwischen den Übungen und am Schluss der Gesamtübung verinnerlichen, dürfen als echte, eigenständige Formeln verstanden werden, die uns einen Ist-Zustand ins Bewusstsein rücken wollen, der für uns von großer Bedeutung ist. Wir haben uns ja bei der Besprechung der „Schwere"-, „Wärme"-, „Herz"-, usw.- Übung immer wieder klar gemacht, dass die Schwere, die Wärme, das Herzschlagen und so fort schon immer, solange wir leben, als unsere Daseinsrealität bestehen. Daraus folgerten wir, dass wir diese Wirklichkeiten nicht herzustellen, sondern nur ins Bewusstsein zu holen brauchen. In gleicher Weise wollen wir nun auch diese „Ruhetönungsformeln" verstehen: „Ich bin ganz ruhig" und „Diese innere Ruhe bleibt" ist Realität, ist ein Faktum unseres Daseins.

Wie können wir diese Feststellung verstehen? Machen wir nicht so ganz andere Erfahrungen mit uns? Wird also damit nicht eher doch ein frommer Wunsch ausgedrückt?

Vielleicht hilft uns ein kleines Beispiel zur Orientierung weiter: Stellen Sie sich vor, dass wir mit einem Schiff auf dem Atlantik unterwegs sind und sich ein Unwetter zusammenbraut.

Der Sturm türmt die Wellen meterhoch auf und entwickelt sich zum Tornado. Wir sehen, wie auf einem anderen Schiff die Decksaufbauten wie trockenes Holz wegbrechen, Rettungsboote wirbeln durch die Luft, auch unser Schiff wird hin- und hergeworfen und wir fühlen höchste Lebensgefahr für uns, aus der es kein Entrinnen zu geben scheint. Da erinnern wir uns, dass wir auf einem U-Boot unterwegs sind und entschließen uns, sofort zu tauchen. In 50 Meter Tiefe spüren wir nur noch ein leichtes Schwanken, wir tauchen weiter. In 100 Metern Tiefe hat sich Stille um uns ausgebreitet, obwohl der Tornado auf dem Meer unvermindert tobt. In nur 100 Metern unter der Meeresoberfläche herrscht bereits Ruhe, die bleibt. Wenn wir uns nun bewusst machen, wieviel tausend Meter tief die Weiten des Ozeans sich ausdehnen (tiefste Stelle ca. 11 000 Meter) bekommen wir eine Ahnung von dem unermesslichen Ruhepotential des Tiefenraums, in dem die Ruhe unantastbar bleibt, was immer auch an der Oberfläche geschehen mag.

Bewegen wir uns in Gedanken zur entgegengesetzten Richtung und steigen über die Erde auf nach oben bis über die Atmosphäre, so finden wir dieselbe unermessliche und unantastbare Stille, die sich in den gesamten Weltraum fortsetzt. Wir sind sozusagen von einem Meer der Ruhe umgeben. Alle Unruhe scheint aus dieser Perspektive lediglich ein Oberflächenphänomen zu sein.

Wenn wir nun dieses Bild aus dem geophysikalischen Bereich übertragen auf unser geistig-seelisches Dasein, so können wir erahnen, dass unser Lebendig-Sein in gleicher Weise aus einem unermesslichen geistigen Raum schöpferischer Ruhe hervorgeht, der unantastbar und verlässlich unser Dasein trägt. Und in dem Maße, in dem uns d i e s e unsere Daseinsrealität zunehmend bewusst wird, werden uns die Turbulenzen des Alltags wohl weiterhin bewegen, aber nicht länger beunruhigen, weil wir uns dann in d i e s e r Ruheerfahrung geborgen wissen.

Und dieses Wissen, wenn es zur Erfahrung wird, verschafft uns dann auch die innere Freiheit, uns um unsere täglichen Aufgaben zuversichtlich und wirkungsvoll kümmern zu können, denn wir sind uns dann gewiss: D i e s e innere Ruhe bleibt!

„Alles Schaffen des Menschen kann nur heilsam sein,
wenn es an d i e s e r großen Ruhe teilhat
und aus ihr fließt". (Helmut Haut)

Ausklang und Zusammenfassung

Nun sind wir am Ende unseres Kursus angelangt. Was haben wir also auf den bisherigen Seiten mit uns Neues erlebt, über uns selbst neu erfahren, welche eigenen Daseinsrealitäten neu in unser Bewusstsein geholt, welche Zusammenhänge neu verstanden?

Wir versuchen eine Zusammenfassung:

1. Zunächst haben wir gefühlt, dass wir schwer sind, *Eigengewicht* haben. Es wurde uns klar, dass ein jeder eine unverlierbare Wichtigkeit, Bedeutung und einen unverlierbaren Wert hat, schon aufgrund seiner einzigartigen Originalität – denn: eine(n) wie mich gibt es nicht noch einmal!

a. Gleichzeitig fühlten wir uns in unserer Gewichtigkeit sicher gehalten und getragen. Wir konnten auf diese Weise lernen, dass es zu unserem Wesen gehört, sowohl gewichtig als auch getragen zu sein.

2. Dann haben wir mit unserer *Wärme* gespürt, dass Leben in uns ist. Wir assoziierten zu Wärme: Leben, wohltuende Geborgenheit und geliebt werden. Wir verstanden, dass, so wie Wärme sich ausbreiten und an die Umgebung mitteilen will, es sich ebenso mit der Liebe und dem Leben verhält: Sie wollen – das gehört zu ihrem Wesen – ausgeteilt, weitergegeben und nicht für sich behalten werden. Wir haben uns also klar gemacht, dass schon unsere Wärme uns sagt, dass wir wesentlich Geliebte und Liebende sind.

3. Bei der *Herzübung* fühlten wir, dass unsere *Lebendigkeit* eine wahrhaft pulsierende ist, das heißt, dass sie sich in einem rhythmischen Wechsel zwischen Aktion und Ausruhen, Anspannung und Loslassen vollzieht. Unser Herz macht uns damit vor, wie man auf diese Weise nonstop gesund im Dienst des Lebens stehen kann.

a. Einen weiteren Zusammenhang lehrte uns die Herzübung auf der Ebene der Symbolsprache. Wir erinnerten: Seit Menschengedenken gilt das Herz als Sinnbild sowohl für die Liebe als auch für das Leben. Das machte uns deutlich, dass Liebe und Leben untrennbar miteinander verbunden sind, ja sich gegenseitig bedingen: Liebe ist geradezu dadurch definierbar, dass sie das Leben und die Freude des Anderen will, und umgekehrt könnten wir uns ein wirkliches Leben ohne Freude und ohne Liebe nicht vorstellen. Wir kamen zu der Entdeckung, dass so wie in der Natur jedes Pflanzengrün auf die Anwesenheit von Wasser hindeutet und sogar noch jede vertrocknete Pflanze davon kündet, dass es auch für sie Zeiten der Wasserversorgung gegeben hat, in gleicher Weise jedes Leben auf der Welt auch das unsrige, davon Zeugnis gibt, dass es durch Liebe entsteht und besteht. Und umgekehrt: Wir stellten uns vor, wie allein diese Erkenntnis, wenn sie denn zur Überzeugung und damit zu unserem angestrebten Verhaltensprinzip würde, unser aller Leben bereichern und unser Lebensgefühl mit Freude erfüllte: die Erkenntnis nämlich, dass nur das, was aus Liebe geschieht, Leben stiftet, und nur das, was aus Liebe geschieht, Bestand hat und bleibt.

4. Die Wahrnehmung des offenen Kreislaufs von Ein- und Ausatmung bei der *Atemübung* vermittelte uns das Bewusstwerden des Mit-Lebens. Während es ja Aufgabe von Herz und Kreislauf ist, ausschließlich uns selbst zu versorgen, stehen wir durch die Atmung in ständigem Austausch mit unserer Umgebung. Mit niemandem teilen wir unser Blut, aber mit allen unsere Atemluft. Uns wurde klar, dass das Herz uns hinweist auf die Verantwortung, die wir uns selbst gegenüber haben, und dass unsere Atmung uns darüber hinaus lehrt, dass wir lebensnotwenig eingebunden sind in eine große Gemeinschaft, ja in einen beseelten Gesamtorganismus, der aus Natur, Welt und Kosmos, aus Himmel und Erde gebildet ist. Wir sind also unersetzliche Einzelwesen in einem Ganzen, Mitglieder einer sehr großen Familie, für deren gelingendes Zusammenleben wir in gleicher Weise verantwortlich sind wie für uns selbst.

5. Wenn wir das Einflussgebiet unseres Sonnengeflechtes, unseren *Bauchraum* mit seinen Verdauungs- und Stoffwechselorganen, strömend warm zu empfinden lernten, wurde uns bewusst, wie eng der Austausch und unsere Verwandtschaft mit der umgebenden Natur ist, in der wir leben. Uns wurde klar, dass die Moleküle unseres Körpers der Natur entnommen sind und wieder in sie eingehen werden, wenn wir eines Tages diese unsere Körper auf dieser Erde zurücklassen werden. Es ist also charakteristische Eigenschaft unseres Menschseins, auch aus dem Stoff, dem Material der Erde (Materie = Muttersubstanz) gemacht zu sein. Unser Stoffwechsel vermag aller-

dings dabei den Stoff von Pflanzen und Tieren zu unserem menschlichen Stoff, der immer auch menschentypisch geistig durchseelt ist, emporzuheben.

6. Erinnerte uns das „Sonnengeflecht" an unsere Erdverbundenheit und Erdverwurzelung, so lenkte das Empfinden der *angenehm kühlen Stirn* unsere Aufmerksamkeit gleichsam mehr nach oben, auf unsere Verwurzelung im Reich des Geistigen. Uns fiel auf, dass sich unser Kopf so ganz im Unterschied zu allen anderen Körperregionen eben gerade nicht wohlfühlt, wenn er schwer und warm und pulsierend, also erdnah empfunden wird. Eigentlich möchte er gar nicht wahrgenommen werden und wenn überhaupt, dann angenehm kühl, frisch und leicht. In einem Landschaftsbild wäre er der schneebedeckte Berggipfel vor hellblauem Himmel im Hintergrund, während im Vordergrund eine warme, bunte Sommerlandschaft mit ihrer Fruchtbarkeit und Fülle zum Hereinkommen und Bleiben einlüde. Unser himmelwärts gerichteter Kopf, so machten wir uns klar, ist der Teil unseres Leibes, der unter anderem für Kommunikation, aber auch für Wachsamkeit, Orientierung, Koordination und damit für angemessene innere Ordnung zuständig ist. Er ist Sitz unseres Bewusstseins und unseres Verstandes. Nur er vermag also auch geistige Signale zu empfangen. Deswegen ist er der geeignete Ort für Erkenntnisse, Unterscheidungen und Entscheidungen. Mit Kopf und Herz können wir Wahrheiten erkennen, erfühlen und zu Überzeugungen werden lassen, die für uns Gültigkeit ge-

winnen und zum Lebensmaßstab werden. Wir erkannten zum Beispiel, dass sich unser Menschenleben einerseits in einem vertikalen Spannungsfeld von materieller und geistiger Wirklichkeit abspielt, sodass wir unseren realen menschlichen Leib sowohl als verkörperten Geist als auch durchgeistigten Körper verstehen können und dass wir andererseits gleichzeitig in einem horizontalen Spannungsfeld leben von Selbstverantwortung und Mitverantwortung, von „Ich" und „Wir". Beide Spannungsfelder vertikal und horizontal bilden zeichenhaft ein Kreuz zueinander. Das Kreuz wird somit zum Ursinnbild unserer menschlichen Daseinsweise.

Wir stellen diese beiden Spannungsfelder sehr schön sinnenfällig dar, wenn wir aufrecht stehend beide Arme ausbreiten und damit unsere Verwurzelung sowohl in der Erde als auch im Himmel zum Ausdruck bringen (*siehe Sinnbild des Baumes*) und mit unseren Armen und Händen auf die Verbindung zu unseren Mitmenschen rechts und links von uns hinweisen.

Auf ein Allerletztes sei noch aufmerksam gemacht. Immer wieder haben wir festgestellt, dass das, was wir erfühlten, natürlich auch schon vorher da war und zwar ohne, dass wir uns jemals darum hätten kümmern müssen. Für unsere Schwere, Wärme, unser Herz, unser lebendiges Dasein haben wir nichts geben oder irgendetwas vorleisten müssen. Wir haben all dieses als unverdientes und unverdienbares Geschenk vorgefunden, so ist es uns beim Üben mehr und mehr bewusst geworden. Auch haben wir eine zunehmende

Ahnung von der Kostbarkeit dieses Geschenkes entwickelt und zu verstehen gelernt, dass mit dieser geschenkten Gabe immer auch eine Aufgabe, ein Auftrag, ein Ziel verbunden ist: so wie etwa geschenkte Bauklötze zum kreativen Auf- und Umbau gemeint sind, um die eigenen kreativen Möglichkeiten zu entdecken und daran Freude zu gewinnen und nicht, damit das Kind sie als Bewaffnung mit Wurfgeschossen für seine Auseinandersetzungen missbraucht.

Wenn wir nun staunend dieses Geschenk in unseren Händen halten, liegt es nahe zu fragen: Wer aber hat nun dieses alles mir geschenkt? Wer ist es, der mir eine solche Freude machen will und kann? Wer ist es, der mir Leben schenken kann und der mich offensichtlich so sehr liebt, dass er es auch will?

Wir hatten uns schon klargemacht, dass „Leben" etwas Geistiges ist. Also muss der Schenkende geistig sein. Da er liebt, muss er Person sein. Da er Leben schenken kann, muss er selber Leben sein.

Der Schenkende muss also eine geistige Person sein, die Leben und Liebe ist. Diese Person nennen wir seit Menschengedenken „GOTT".

An dieser Stelle wollen wir kurz innehalten und uns klar machen, dass diese Schlussfolgerungen, die wir aus unseren bis hierhin gemachten Erfahrungen gezogen haben, noch nichts mit religiösem Glauben zu tun haben, sondern eher mit unserer aus Erfahrung gewonnenen Erkenntnis. Allerdings ist es mehr als verblüffend, dass besonders die christliche Botschaft einen väterlichen Gott verkündet, der ganz ähnlich wie wir oben erschlossen haben, persönlich, lebendig und liebevoll ist und der sein Leben uns Menschen geschenkt hat. Woran anders aber können wir Wahrheit besser erkennen, als dass in ihr Erfahrung, Erkenntnis und Glaube übereinstimmen?

> „Gott kann man nicht beweisen, aber man kann sich von ihm überzeugen." (Dostojewski)

Am Schluss dieser Zusammenfassung seien im Überblick noch einmal die Einzelschritte eines jeden Übungsablaufes vor Augen geführt und an die Hand gegeben, um den Kern der Gesamtübung immer selbstverständlicher verinnerlichen zu können:

Einüben des neuen Selbst- und Lebensgefühls mit dem Autogenen Training

1)   Innehalten und zur Ruhe kommen

2)   **Loslassen (Ausatmen)**
- Das heißt, unsere Aktionsbereitschaft jetzt lassen
- Abstand vom Tagesgeschehen gewinnen

3)   **Zu sich selbst kommen**
- bei sich selbst ankommen und verweilen
- sich selbst zu spüren beginnen

4)   **Sich öffnen**
- Die Hände öffnen
- Die Sinne nach innen öffnen
- Das Herz öffnen

      und auf Empfang einstellen
- Aufnahmebereitschaft
- Lernbereitschaft

5)   **Aufmerksamkeit richten auf das zu Empfangende**
      (zum Beispiel die Wahrnehmung der eigenen Schwere, Wärme usw.)
- Ablenkungen loslassen (sie sind gleich-gültig, siehe S. 88)
- Geduldig auf die Wahrnehmung warten
- Beim Empfangenen verweilen

6)   **Bewusstes Wahrnehmen des Empfangenen**
-   Das heißt, die Gültigkeit und Bedeutsamkeit
    des Wahrgenommenen verinnerlichen.

7)   **Staunendes Genießen des Empfangenen
       und Innewerden des Beschenkt-Seins**

8)   **Freude und Dankbarkeit für das Geschenkte
       empfinden**

9)   **Das neu Erlebte nachklingen lassen**
-   Was ich erlebte, bin ich – ein Geschenk des
    Himmels, das bleibt. Darin liegt der unzerstör-
    bare Grund für meine innere Ruhe.

Auf diese Weise erfrischt, gestärkt und neu orientiert:

10.)   **„Zurücknehmen"**
-   Das heißt, umschalten auf den Modus der
    elastischen Aktionsbereitschaft.

Und nun kann ich das anstehende Tagewerk zuversichtlich beginnen und vollbringen, denn:

„Diese innere Ruhe bleibt"

Nachgefragt

Alltägliche Erfahrungen mit dem Üben und was wir aus ihnen lernen können.

An dieser Stelle möchte ich einige der häufigsten Fragen beantworten, die von Kursteilnehmern gestellt wurden und deswegen vielleicht auch für Sie, lieber Leser, von Interesse sind.

1) Frage:
Warum sagen wir: „Ich *bin* schwer" und nicht „Ich *habe* Gewicht"?

Überlegung:
Was ich habe, das kann ich verlieren. Zum Beispiel: Mein Geld, mein Auto, mein Haus, meine Stellung, mein Ansehen, meine Gesundheit, meinen Freund, mein irdisches Leben und so fort.

Was ich aber bin, das gehört zu mir, zu meinem Wesen, solange es mich gibt. So kann ich zum Beispiel meine leiblich-geistig-seelische Wesenheit, die zeitlos ist, nicht verlieren.

Weil wir nun unseren Leib nicht nur haben, sondern Leib sind, können wir deswegen auch viel über unser eigenes Wesen lernen, wenn wir auf die Sprache unseres Leibes hören und sie zu verstehen lernen. Zum Beispiel lehrt uns die empfundene Schwere, dass wir gewichtig und bedeutsam und als solche Gehaltene und Getragene sind.

Achtung! Wir dürfen uns durch manche Inkonsequenz der Sprache nicht verwirren lassen: Zum

Beispiel: „Ich bin schmutzig". Jedermann weiß, dass dieser Zustand nicht zu seinem Wesen gehört. Er braucht sich nur zu waschen, damit sein wahres Wesen wieder sichtbar wird. Ich bin nämlich rein.

Ähnlich: „Ich bin ärgerlich", „Ich bin müde". Wir brauchen zur Klärung nur zu fragen, entspricht dieser Zustand wirklich meiner bleibenden Natur?

2) Problem:
„Ich finde keine Zeit zum Üben – keine Zeit für mich selbst".

Überlegung:
Wie auch? Der Terminkalender ist doch schon seit Jahren voll! Besonders am Morgen bedeutet das: aufstehen, zur Toilette gehen, waschen, Zähne putzen, rasieren/Kosmetik, frisieren, anziehen, Frühstück machen, evtl. Kinder versorgen, frühstücken und dann pünktlich aus dem Haus und das alles natürlich flott. Wann soll ich da, bitte schön, morgens noch üben?

Wir stellen zunächst fest, so ungefähr sieht die Realität des Tagesbeginns für viele von uns aus: Der Tag reißt uns aus dem Schlaf und in seinen Strudel hinein. Dabei fühlen wir uns fremdbestimmt und unter Druck und genau das wollen wir ändern! Aber wie? Wenn wir uns den oben beschriebenen morgendlichen Ablauf noch einmal vor Augen führen, was haben wir da mit uns gemacht? Wir haben uns abgesehen von der Versorgung der Kinder körperlich „zurechtge-macht", „fertig gemacht", damit wir unter die Augen „der Leute" gehen können und wundern uns, dass wir uns schon am Morgen fertiggemacht fühlen, Druck spüren. In diesem Zusammenhang löst der Begriff

„üben" verständlicherweise Vorstellungen aus von „sich Mühe geben müssen", „arbeiten müssen", das heißt, Empfindungen von noch mehr Druck. Und dafür ist nun erst recht wirklich keine Zeit!

Deswegen noch einmal als aller Erstes zur unmissverständlichen Klarstellung: Dieses Üben ist ein Einüben der neuen Zuwendung zu sich selbst! Dieses Üben ist: wie ein Termin, eine Verabredung mit sich selbst, eine Begegnung mit sich selbst, ein Urlaub bei sich selbst – Zeit für sich selbst.

Bei dieser Begegnung wenden wir uns uns selbst zu mit Achtung und Wohlwollen, liebevoll, behutsam und geduldig. Denn es geht dabei um ein Bei-sich-selbst-Wohlfühlen, Bei-sich-selbst-zu-Hause-Fühlen.

So würde das morgendliche Üben zum morgendlichen Auftanken vor der nächsten Tagesetappe meiner Lebensreise. Und diese Zeit wollen wir uns neuerdings uns selbst zuliebe doch unbedingt nehmen! Praktisch übrigens für jedermann kein unlösbares Problem, wenn wir bedenken, dass es sich bei dem Zeitaufwand um 5 bis maximal 10 Minuten handelt, am besten zwischen Aufstehen und Bad oder zwischen Bad und Frühstück, auf jeden Fall vor Verlassen des Hauses. Manche stellen dafür ihren Wecker 10 Minuten früher. Die Morgentoilette übrigens dürfen wir nun in unsere alltägliche Übung der neuen freundschaftlichen Selbstfürsorge mit einbeziehen, indem wir zum Beispiel nicht nur kritisch prüfend in den Spiegel blicken, sondern mit einer Geste des freundschaftlichen Willkommen-Heißens.

3) Problem:
„Ich schlafe beim Üben immer ein."

Überlegung:
Wir schlafen ein, wenn wir müde sind. Wenn wir zur Ruhe gekommen immer einschlafen, sind wir offensichtlich immer müde. Wenn wir immer müde sind, sind wir, falls keine Krankheit dahinter steckt, immer überanstrengt. Es gilt also, sich den eigenen Tagesablauf, das übliche Tagesprogramm daraufhin einmal anzusehen und womöglich neu zu ordnen.

Was das Üben angeht, genießen Sie zunächst ruhig die zusätzliche Ausruhe-Dosis, die Sie offensichtlich brauchen. Dann aber ist es wirksamer, lieber kurz und wachsam zu üben, weil der bewusste Vollzug des Übungsinhaltes (s.o.) das Problem der Überanstrengung an der Wurzel zu lösen hilft.

4) Frage:
„Wenn ich üben will, stören mich die Umweltgeräusche, die Kinder oder das Telefon. Wie kann ich das abstellen und Ruhe finden?"

Antwort:
Stellen Sie sich vor, dass Sie für die Umwelt nicht anwesend sind, solange Sie üben. Das bedeutet, dass alles, was gleichzeitig um Sie herum geschieht während des Übens, wohl seine eigene Gültigkeit behält, aber keine Relevanz für Sie persönlich hat. Ihre Aufmerksamkeit ist ja während des Übens nach innen, auf ausschließlich Ihre eigene Wirklichkeit gerichtet. Deswegen formulieren wir auch „Ich bin ganz ruhig – alles andere ist gleich-gültig" (genauso gültig – und

darf deswegen auch gleichzeitig sein): Auf diese Weise verlieren die „Störungen" ihren störenden Charakter, denn was sein darf, stört uns nicht länger. Im Übrigen liegt es in Ihrer Freiheit, Ihre Aufmerksamkeit zu richten, wohin Sie wollen.

Um gröbere Störungen auszuschließen, empfiehlt es sich, mit dem Umfeld (Kinder, Ehepartner) einen klaren zeitlichen Rahmen abzustimmen, zum Beispiel: „In den nächsten zehn Minuten bin ich nicht ansprechbar", die Türen und, wenn nötig, auch die Fenster zum Übungsraum zu schließen und die klare Vereinbarung zu treffen: „Wenn das Telefon klingelt, gehe ich nicht dran."

Auf diese Weise schaffen Sie für sich einen geschützten Raum, in dem das Pflänzchen „Selbstwahrnehmung" gedeihen kann.

5) Problem:
„Ich traue mich nicht loszulassen und mich zu öffnen."

Überlegung:
Das Gegenteil von Öffnen und Loslassen ist das sich Verschließen und Festhalten. Es sind das Bedürfnis und der Versuch, auf Nummer sicher zu gehen, sich vor Angriffen und Verletzungen zu schützen, ein Verhalten, das bei realer äußerer Gefahr sinnvoll und hilfreich ist. Für unseren Zusammenhang wäre also zu prüfen: Besteht denn eine solche aktuelle Gefahr für mich, oder sitze ich nur einem alten Reflex auf? Wenn ich keine reale Gefahr erkenne, könnte ich es wagen, mein altes Misstrauen hinter mir zu lassen und neues Vertrauen zu probieren. Es könnte ja sein, dass mein Mut belohnt wird durch die neue Erfahrung, dass ich

gar nicht angegriffen, sondern beschenkt werde, dass in meine geöffnete Hand etwas Gutes gelegt wird, vielleicht auch, dass mich jemand freundschaftlich an die Hand nimmt. Auch macht ja jeder Schwimmschüler irgendwann diese beglückende Erfahrung, dass, als er sein sicherndes Anklammern zu lösen wagte, ein ganz neues Erleben des Getragen-Werdens möglich geworden ist, das er so noch niemals empfunden hat.

Es geht um die große Chance, neu zu erfahren, dass das eigentliche Leben es gut mit mir meint, dass es verlässliche Vertrauenswürdigkeit, Freundschaft und Liebe tatsächlich gibt.

6) Feststellung:
„Ich verlasse mich aber doch lieber auf mich selbst und behalte die Kontrolle."

Überlegung:
Auch hier möchte einer nicht loslassen. Er wird schon seine entsprechenden Erfahrungen mit einer unzuverlässigen Umwelt gemacht haben. Nun hat er sich entschieden, sich nur noch auf sich selbst und seine eigene Kraft und Leistungsfähigkeit zu verlassen. Seine Äußerung klingt selbstbewusst und kämpferisch mit unterschwelligem Trotz im Ton. Wir ahnen aber schon, dass diese Grundhaltung noch nicht zu Ende gedacht ist und eigene Grenzerfahrungen noch nicht ausreichend genug gemacht worden sind. Deswegen eine kurze Geschichte zur Verdeutlichung des Problems:

Nach dem Untergang eines Schiffes mitten im Atlantik treiben zwei Schiffbrüchige im Wasser. Der eine, sportlich durchtrainiert mit strotzendem Selbstbewusstsein, ruft dem anderen zu: „Hier bleibe ich nicht, ich schwimme los und bei meiner Kondition erreiche ich bestimmt irgendeine Insel. Das verdammte Meer kriegt mich jedenfalls nicht unter." Er nimmt den Kampf mit dem Meer auf und schwimmt los. Als Beobachter ahnen wir, was geschehen wird. Er schwimmt und schwimmt einen ganzen Tag lang. Da er aber gegen das Meer und das Untergehen kämpfen zu müssen glaubt und Ruhepausen ihm deswegen unmöglich sind, gehen ihm bald die begrenzten Kräfte aus und er versinkt im Meer.

Der andere sagt sich: „Niemals erreiche ich aus eigener Kraft irgendein festes Land. Das Meer will mich auch gar nicht runterziehen, sondern tragen, wenn ich es zulasse. Ich werde mich auf den Rücken legen, mich tragen lassen und meine Kräfte sparen, bis das nächste rettende Schiff vorbeikommt". Beim nächsten Sonnenaufgang kam das rettende Schiff und nahm den Mann an Bord.

Was können wir daraus lernen wenn wir das Meer hier als Symbol für „Leben" gelten lassen?

Das Leben ist größer als unsere begrenzten Kräfte. Und: Es will uns gar nicht hinunterziehen, sondern tragen. Es trägt uns, wenn wir uns von ihm vertrauensvoll tragen lassen. Wir können unser Leben nicht unter Kontrolle haben. Gut auch, dass wir das nicht müssen. Wir könnten ja nicht einmal einen einzigen eigenen Herzschlag unter unsere Kontrolle bringen! Gut, dass wir uns auf das Leben verlassen können, wie sollten wir uns sonst frei fühlen können.

Es ist wie mit einem angeseilten Bergsteiger: Weil er angeseilt ist, kann er sich frei und relativ sorgenlos am Berg bewegen. Die sogenannten „Free Climber", die ohne Seil unterwegs sind, gelten manchen als mutig, gehen aber in Wirklichkeit ein leichtsinnig hohes Risiko ein, weil sie die vermeintlich sichere Kontrolle über ihre Situation gar nicht haben können. Schon ein harmloser Niesanfall zur Unzeit und sie stürzen in die Tiefe. Die Seifenblase der Selbstüberschätzung hilft uns ja nicht wirklich, sondern bringt uns immer, früher oder später, in tödliche Gefahr.

7) Frage:
„Kann ich nicht selbst geleisteten Erfolg auch genießen?"

Antwort:
Natürlich dürfen wir jeden selbst geleisteten Beitrag zu irgendeinem Erfolg mit Freude und echter Wertschätzung anerkennen und genießen. Nur: Welchen Erfolg haben wir denn wirklich ganz und gar allein „erleistet"? Hätte es trotz meiner aufgewendeten Mühe bei den immer präsenten Unwägbarkeiten nicht auch ganz anders ausgehen können? Haben wir bei unseren Erfolgen nicht immer auch viel „Glück" gehabt? Ist der Erfolg nicht deswegen letztendlich immer auch, vielleicht sogar maßgeblich, ein Geschenk des Himmels. Aus diesem Grund, bei aller Wertschätzung der eigenen Leistung, ist Dankbarkeit für das Gelingen wirklich angemessen!

8) Aussage:
„Beim Üben kann ich mal so richtig schön über den Tag nachdenken."

Klarstellung:
Das ist nicht Inhalt des Autogenen Trainings.

Vorschlag:
In Ruhe über den Tag nachzudenken ist eine wichtige und sinnvolle, klärende und Ordnung schaffende Maßnahme, für die Sie sich eine angemessene Zeit (z.b. eine halbe Stunde) am Abend reservieren sollten.

In dieser Zeit sollte weder ein Fernsehprogramm noch laute Musik im Hintergrund laufen. Entlastend ist es, unvollendete Vorgänge oder schwelende Konflikte, wenigstens bis zu einer Zwischenlösung zu Ende zu denken. Entlastend ist auch, wenn man sich bei dieser Gelegenheit kurz notiert, was man am nächsten Tag auf keinen Fall vergessen möchte.

Danach wird in Kopf und Gemüt Ruhe einkehren. Und erst dann sind wir bereit und innerlich frei, uns nun der neuen Wahrnehmung unserer selbst, das heißt dem Autogenen Training zuzuwenden.

9) Aussage:
„Ich übe, damit ich für eine Weile aus meinem nervösen Körper herauskomme."

Klarstellung:
1. Nicht der Körper ist „nervös", sondern der ganze Mensch ist beunruhigt. Der Körper zeigt diese Verunsicherung nur an.
2. Wir üben Autogenes Training nicht, um unseren Körper hinter uns zu lassen, sondern gerade umgekehrt, damit wir wieder eins mit ihm und damit uns selber werden – damit wir uns wieder heimisch bei uns selber zu fühlen lernen, damit wir uns wieder als Geschenk des Himmels erleben, der in uns anwesend ist.

10) Frage:
„Also ich kann inzwischen meine Schwere, Wärme, mein Herz und meine Atmung spüren und frage mich jetzt: War es das, oder kommt noch was?"

Überlegung:
Der so spricht, wartet offensichtlich noch auf etwas für ihn wirklich Bedeutsames und Neues – mit Recht, denn die anfangs in Aussicht gestellten, neuen und bedeutsamen Erfahrungen sind für ihn anscheinend bislang ausgeblieben. Woran liegt das? Es sieht so aus, als sei es ihm noch nicht gelungen, seine Wahrnehmungsweise zu vertiefen, so als wäre er sozusagen noch im Physikalischen stecken geblieben. So sieht er nur die Oberfläche der Dinge und noch nicht ihren Gehalt. Der allein aber bringt die Dinge zum Sprechen, gibt ihnen Bedeutung und macht ihren Wert aus.

Ein Beispiel: Ein junger Mann bekommt einen älteren Bekannten zu Besuch. Im Laufe der Unterhaltung erwähnt er einen „alten Schinken", wie er es nennt, ein großes, altes Ölgemälde, das noch aus Großmutters Zeiten auf seinem Dachboden verstaubt. Ob der Bekannte ihm helfen könne, diesen „Schinken" auf den nächsten Flohmarkt zu transportieren. Der Bekannte stimmt grundsätzlich zu, wolle sich das Bild aber zunächst noch einmal ansehen.

Er geht auf den Dachboden und kommt nach einiger Zeit etwas blass wieder zurück. „Weißt du wirklich, was du da oben stehen hast?" „Ja, klar", sagt der junge Mann fröhlich, „habe ich dir doch gesagt, einen alten Schinken aus dem Besitz der Großmutter." Der Bekannte antwortet sehr ernst, sehr langsam und sehr deutlich: „Was du einen ‚Alten Schinken' nennst, ist in

Wirklichkeit ein echter, originaler Rembrandt." Nach einer gewissen Pause: „Ach, komm, das kannst du mir nicht erzählen!" Wieder nach einer Pause, in der der Bekannte den jungen Mann eindringlich ansieht: „Es *ist* ein echter Rembrandt, ich kenne mich da aus!"

Sie gehen jetzt beide zusammen noch einmal auf den Dachboden. Der junge Mann sieht denselben goldenen Rahmen mit Spinnweben verhangen, dieselbe dunkle, an manchen Stellen hellere Ölfarbe auf derselben Leinwand. Aber nun vertieft sich mit dem erweiterten Wissen auch seine Wahrnehmung und er beginnt zu begreifen, dass dieses Bild ihm Hintergründiges mitteilen will, das weit mehr Bedeutung und Wert hat als Rahmen, Farbe und Leinwand zusammen. Und langsam wird ihm bewusst, dass er schon lebenslang einen unerkannten Schatz unter seinem Dach verborgen hat.

Wenn wir uns selbst nun in dieser neuen Wahrnehmungsweise in den Blick nehmen, können wir in gleicher Weise ungeahnt Neues über uns und mit uns erfahren. So können wir schließlich zunehmend eine Ahnung entwickeln, welch unschätzbarer, geheimnisvoller Wert schon immer seit unserer Geburt in uns verborgen ist.

11) Frage
„Wenn ich übe: ‚Ich bin ganz schwer', wie soll ich dann an all das denken, was wir darüber an Zusammenhängen und Bedeutsamkeiten besprochen haben?"

Antwort:
Zunächst einmal und das gilt für alle Übungen: Das Autogene Training lebt davon, dass es eine Übung der

neuen Wahrnehmung ist, das heißt konkret, zu allererst der Wahrnehmung unserer Leiblichkeit. Es mag zu fortgeschrittener Zeit zum Einmünden in ein meditatives Betrachten kommen, weil uns das Üben insgesamt empfänglicher macht auch für die Wahrnehmung größerer Zusammenhänge, in die wir eingebunden sind.

Unser tägliches Training aber beschäftigt sich zunächst mit dem Fühlen und nicht mit dem Denken!

Wenn wir uns nun, wie zum Beispiel bei der Schwereübung, klarmachen, dass unser leibliches Gewicht nicht nur physikalisch gilt – wir sind ja keine Steine – sondern, weil wir eben lebendige Menschen sind, auch unsere Gewichtigkeit, unsere Bedeutsamkeit zum Ausdruck bringt, dann erweitern wir damit den physikalischen Begriff „Schwere" zu seiner dem Menschen angemessenen Bedeutung.

Uns selbst mit unserem körperlich-geistig-seelischen Gewicht besser spüren zu lernen, ist ja unser Ziel. Bei der Schwere-Übung denken wir also nicht über unsere Bedeutsamkeit nach – wir spüren sie neuerdings bei und mit der Wahrnehmung unseres Gewichts. Das gilt entsprechend auch für alle anderen Übungen. Dabei spüren wir erfahrungsgemäß unsere Körperlichkeit am leichtesten, während sich unsere geistig-seelische Wirklichkeit erst im weiteren Übungsverlauf unserem Spüren erschließt.

Das Sprechen über die erweiterten Wahrnehmungsinhalte soll zuvor lediglich unsere geistig-seelische Wirklichkeit mehr und neu in unser Bewusstsein bringen und damit unseren Wahrnehmungshorizont erweitern.

12) Verunsicherung durch unerwarteten Übungsverlauf

A) Störung
„Ich empfinde keine Schwere - keine Wärme - nicht mein Herz- nicht die Wärme meines Bauches"

Erklärung und Umgang mit der Störung
Drei häufige Ursachen stecken erfahrungsgemäß hinter dem Ausbleiben von Empfindungen:

1. Meist zu Beginn des Trainings ist der Übende noch überwiegend mit dem technischen Ablauf der Übung beschäftigt und bemüht sich, alles richtig zu machen. Das bedeutet, dass er den Kopf noch nicht frei hat, um seine Aufmerksamkeit ausschließlich auf die angesprochenen Empfindungsinhalte zu richten, also nimmt er sie auch nicht wahr. Er denkt eben beim Üben noch zu viel.

Diese „Störung" löst sich in der Regel von alleine auf, wenn sich eine zunehmende Vertrautheit mit dem Übungsablauf einstellt.

2. Es kann zunächst einige unbewusste, innere Widerstände gegen den Übungsinhalt geben.
- Das Loslassen als solches will erst einmal gewagt werden, besonders wenn bisher die (ängstliche) Kontrolle vorherrschende Grundhaltung war.
- Sich schwer zu fühlen, gilt nicht als Gewinn, wenn eine Neigung zu Schwer-mut bekannt ist und überwunden werden will.

- Das Herz möchte manch Ängstlicher lieber gar nicht spüren, da das Herzklopfen, das er gut kennt, ihm eher Gefahr signalisiert.
- Auch den Bauch möchten wieder andere am besten gar nicht wahrnehmen. Ihnen wäre es aus verschiedenen Gründen lieber, es gäbe ihn überhaupt nicht.

Alle diese Widerstände gilt es so gut es geht bewusst zu machen und daran zu erinnern, dass die neuen Erfahrungen des Autogenen Trainings stets mit einer Zunahme des Wohlbefindens einhergehen. Deswegen darf, wer möchte, den Standardformeln ein „angenehm" zufügen, um sich bewusst zu einer guten neuen Erfahrung einzuladen.

3. Mancher geht in seiner gewohnten aktiven Weise auf das Neue des Autogenen Trainings zu, sozusagen „mit Anlauf". Er will das Unbekannte wie gewohnt erstürmen, erleisten. Er gibt sich wirklich Mühe und versteht oftmals nicht, wieso andere Kursteilnehmer schon bald über mancherlei neue Erfahrungen berichten und er selbst noch nichts dazugewonnen hat. Wir ahnen, warum er sich noch nicht spüren kann. Es fällt ihm einfach schwer, sich auf Empfang einzustellen. (Wir erinnern uns an das Beispiel des Mannes, der ins Wasser greift und nichts in seinen Händen findet, *siehe Seite 19*).

Das Bewusstmachen dieser alten Reflexe bedeutet in aller Regel den Beginn neuer Erfahrungen. Die neue Antwort auf die alte Frage: „Wie kriege ich das hin?" ist nun: „Indem ich es geschehen lasse!"

B) Störung
„Ich empfinde die Schwere als zu schwer, die Wärme als zu warm.

Erklärung und Umgang mit der Störung
Hier ist es nicht das gut gemeinte Wollen, das stört, sondern das ungewohnte Achtgeben auf die angesprochenen Körperempfindungen, das diese Empfindungen über das gewohnte Maß ins Bewusstsein rückt, was dann zunächst als unangenehm erlebt werden kann.

Auch hier wirkt entstörend – dieses Mal als individuelle Dosierungshilfe – das Hinzufügen des kleinen Wortes „angenehm" zu den Standardformeln (s.o.) das heißt: „Ich bin angenehm schwer — warm" usw.

C) Störung
„Mein Herz hat bei der Herzübung unangenehm schnell geschlagen und gar nicht ruhig."

Erklärung und Umgang mit der Störung
Zur Erinnerung: Immer ist unser Herz bemüht, unserem aktuellen Bedürfnis zu dienen. Deswegen schlägt ein gesundes Herz ruhig und regelmäßig, wenn wir geistig-seelisch auf Entspannung eingestellt sind und beschleunigt, manchmal auch spürbar heftig, im Sinne des Herzklopfens, wenn wir innerlich angespannt sind. Wir können in der Regel also umgekehrt von unserer gefühlten Herztätigkeit auf unsere innere Gestimmtheit schließen.

Richten wir nun unsere Aufmerksamkeit auf unser Herz und lösen damit eine Beschleunigung seines Ruhe-Rhythmus aus, können wir daraus den Schluss ziehen, dass uns die Beschäftigung mit dem eigenen Herzen Unruhe und Unbehagen bereitet und uns in Spannung versetzt. Es gilt nun daher, in sich zu gehen und zu verstehen, welche (meist ängstlichen) Gedanken das Vertrauen in das eigene Herz, das heißt ja auch, in das eigene Leben irritieren.

Oftmals stoßen wir dabei zum Beispiel auf Herzinfarkte oder andere Herzerkrankungen, die im Verwandten- oder Bekanntenkreis aufgetreten sind und uns die Auseinandersetzung mit dem (möglichen) Tod anderer abverlangen. Manchmal stoßen wir dabei auch auf die ausstehende oder unzureichende oder unbefriedigende Beschäftigung mit dem Thema des eigenen Todes, der unserem Erdenleben ein Ende setzen wird, wenn unsere Zeit erfüllt ist.

Es liegt großer Gewinn darin, sich diese Realität unseres Lebens, seine irdische Begrenztheit, einmal in Ruhe zu betrachten und zu Ende zu denken, was sie für uns bedeutet. Das Vertrauen in unser Herz kann dadurch jedenfalls nicht beschädigt werden. Unser Herz wird uns mit Freude weiterhin bis zum letzten Atemzug treu dienen, wenn wir es nicht durch eine krankmachende Lebensweise daran hindern. Und unser Leben freute sich, wenn wir bei dieser Betrachtung seinen geistigen Charakter erkennen und uns bewusst würden, dass unser geistig-seelisches Leben wesenhaft unsterblich ist.

D) Störung

„Ich übe regelmäßig. Aber wenn ich die anderen berichten höre, was sie schon alles empfunden haben, kann ich da einfach nicht mithalten, das ärgert mich!"

Erklärung und Umgang mit der Störung

Wir erkennen, denke ich, deutlich die alten Reflexe des „Überlebensprinzips" insbesondere des Kontrollbedürfnisses und des Bedürfnisses, in der Konkurrenz die Nase vorne zu haben. (*siehe A 3, S. 117*).

Daraus ergeben sich fast notgedrungen folgende Schwierigkeiten: Im Zentrum steht die resultierende, ausgeprägte Erwartungshaltung, die zu einer Forderungshaltung geworden ist: Es soll, ja, es muss unbedingt alles genauso eintreten, wie ich es mir vorgestellt habe und zwar im Hinblick auf Ort, Zeit und Weise. Da sich die Wirklichkeit nun mal aber nicht in allem kontrollieren lässt, wird manches anders kommen als geplant. Wenn einer auf seinen eigenen Plan festgelegt war, erfährt er nun seine Unterlegenheit der Wirklichkeit gegenüber und das ärgert ihn.

Das Ärgern kann grundsätzlich wohl zusätzliche Kräfte mobilisieren und besonders im zwischenmenschlichen Bereich dem anderen die eigene Entschlossenheit signalisieren, die selbst gesetzte rote Linie auf jeden Fall verteidigen zu wollen. Unbeeinflussbaren Situationen gegenüber macht das Ärgern allerdings keinen Sinn, gerade weil es eben nichts zu beeinflussen gibt. Wir sind also gut beraten, in solchen Situationen die Energie, die wir für das Ärgern verschwenden, besser zum Nachdenken zu verwenden, welches in der gegebenen Situation der richtige nächste Schritt ist.

Wir könnten dieses energiesparende Verhalten das „Navi-Prinzip" nennen, weil es uns von allen Navigationsgeräten jederzeit vorgemacht wird: Wohin auch immer wir uns verfahren haben, jedes Mal zeigt es uns unaufgeregt den nächsten richtigen, zielführenden Schritt an, ohne sich jemals zu ärgern.

Ein weiteres Problem ergibt sich aus der Erwartungshaltung und das ist unsere Ungeduld. Wir möchten oft alles nach unserem Sinn wie erwartet und zwar sofort. Dabei wissen wir eigentlich, dass alles Lebendige und damit alles Wertvolle, Zeit braucht, um zu wachsen und sich zu entwickeln. Wir wissen es doch: „Gut Ding will Weile haben." Jeder Bauer, jeder Gärtner stellt sich darauf ein, dass die ausgebrachte Saat, die gepflanzte Blumenzwiebel ihre Entwicklungszeit braucht und weiß, wenn er sie nur regelmäßig gießt, wird sie ihre Blüte und Frucht zur rechten Zeit schon hervorbringen.

So begleitet er diese Entwicklung mit seiner Geduld und Ausdauer und seiner vertrauensvollen Zuversicht, dass seine hoffnungsvolle Er-wartung zur rechten Zeit in Erfüllung geht. Im ursprünglichen Sinn des Wortes lebt er in Erwartung dessen, was nicht in seiner Macht steht, und er kann warten, weil er weiß, dass sich ereignen wird, worauf er wartet. Genau diese Grundhaltung wird auch unser Üben zu „Blüte" und „Frucht" führen.

13) Einwand:

„Wenn wir uns nun durch das Üben verändern, so verändern wir doch damit die schwierigen Bedingungen um uns herum noch lange nicht".

Überlegung:

Ja und nein. Zum einen: Gewiss gibt es Bedingungen in unserer Umwelt, auf die wir keinen Einfluss haben, etwa erstarrte Strukturen am Arbeitsplatz, in Gruppen oder Beziehungen. In solchen Fällen ermöglicht uns aber unsere neue Selbstwahrnehmung, bewusst zu spüren, dass wir in solche Strukturen eingebunden nicht gedeihen können. So versetzen uns nun unsere neu entdeckte Freiheit, Selbstverfügbarkeit und Selbstverantwortung dann in die Lage, solche unverbesserlichen, krankmachenden Lebensräume, baldmöglichst zu verlassen – so, wie wir auf Abstand gehen von einem Feuer, das wir nicht löschen können oder wie wir einen Sumpf umgehen, über den es keine Brücke gibt.

Zum anderen: Wir können sehr wohl Menschenverhalten, Bedingungen und somit „Welt" um uns herum verändern: Gehen wir wohlwollend zugewandt auf die Menschen zu, werden sie sich leichter öffnen und ebenfalls ihr eigenes Wohlwollen entdecken. Sie werden dann leichter zu guten Kompromissen bereit und für konstruktive Kritik aufgeschlossen sein.

Paradebeispiel: Gehen wir mit von Herzen aufgeschlossenem Gesicht durch die Stadt, werden wir erstaunlich viele freundliche Menschen treffen.

Auf diese Welse und in diesem Sinne werden wir durch unser Üben, durch unsere eigene Veränderung tatsächlich auch zur Veränderung manch schwieriger Bedingung in unserer Umwelt beitragen können.

14) Frage:

„Sie sagen, dass man immer nur eines wirklich gut und angemessen vollziehen kann. Aber gilt es nicht derzeitig als erstrebenswert, möglichst Vieles gleichzeitig erledigen zu können? Die ‚Multitaskingfähigkeit' wird doch aktuell groß geschrieben."

Antwort:
Mehreres gleichzeitig zu tun ist in der Tat weit verbreitet. Unschädlich aber ist das nur dann, wenn automatisierte Bewegungsabläufe, die also unserer Aufmerksamkeit nicht mehr bedürfen, mit Tätigkeiten verbunden sind, die auf unsere Aufmerksamkeit angewiesen sind. So können wir zum Beispiel, während wir gemeinsam eine Treppe hinaufgehen, ein sehr intensives Gespräch mit unserem Partner führen, ohne dabei an das Treppensteigen denken zu müssen, weil es eben automatisch, von selbst geschieht.

Immer aber, wenn Tätigkeiten gleichzeitig vollzogen werden, von denen jede einzelne eigentlich die volle Aufmerksamkeit bräuchte, verdünnt sich natürlich die Bedeutsamkeit einer jeden Tätigkeit bis zur Belanglosigkeit, da die Aufmerksamkeit zerteilt wird.

Wenn einer zum Beispiel bei laufendem Fernsehprogramm in einer Illustrierten blättert, gleichzeitig ohne aufzuschauen mit der Partnerin irgendetwas spricht, sich ganz nebenbei ein Käsehäppchen in den Mund schiebt und, wieder ohne aufzublicken, einen Schluck Wein hinterher gießt – was hat er jetzt eigentlich wirklich getan, wirklich erlebt, wirklich dazugewonnen?

Jeder hat diese geteilte Aufmerksamkeit bestimmt schon am eigenen Leib erfahren, wenn zum Beispiel sein Gesprächspartner wie abwesend an ihm vorbeigeblickt hat oder sich während des Gesprächs mit anderen Dingen zu beschäftigen begann. Dann haben wir Desinteresse gespürt und waren verstimmt.

Wir brauchen die ungeteilte Aufmerksamkeit, wenn wir unserem Gegenüber, uns selbst und den Dingen, mit denen wir uns beschäftigen, wirklich gerecht werden wollen.

Wenn sich dennoch vieles gleichzeitig in unsere Aufmerksamkeit drängt, dann sollten wir versuchen, Prioritäten zu erkennen und eins nach dem anderen mit je ganzer Aufmerksamkeit zu bearbeiten. So löst sich der Aufgabenstau am schnellsten und nachhaltigsten. Halbherzige Gleichzeitigkeiten hinterlassen ein unbefriedetes Chaos. Zahnräder machen uns vor wie es mit dem Nacheinander gelingt.

15) Frage:

„Wenn wir jetzt immer wieder betonen, wie wichtig es ist, mit der Aufmerksamkeit ganz in der Gegenwart zu sein, frage ich mich, ob es nicht ebenso wichtig ist, Zukünftiges zu bedenken und zu planen?"

Antwort:

Zum Glück haben wir es hier nur mit einem scheinbaren Widerspruch zu tun. Ja, Gegenwart und Zukunft sind für das Gelingen unseres Lebens gleichermaßen wichtig, sie gehören fast untrennbar zusammen. Immer wird unsere lebendige Gegenwart auch auf Zukunft hin orientiert sein müssen, wenn wir nicht auf der Stelle treten wollen. Und dennoch bleibt es richtig, dass wir immer nur eins, wirklich nur eins in unsere Aufmerksamkeit rücken sollten, wenn wir dieses Eine bestmöglich erfassen und ihm bestmöglich gerecht werden wollen.

Das heißt in Bezug auf die obige Frage: Wenn wir über Zukünftiges nachdenken, sollten wir uns nicht von Gegenwärtigem ablenken lassen. Und umgekehrt, wenn wir Gegenwärtiges erleben, sollten wir uns nicht von Zukunftsgedanken ablenken lassen.

Auf diese Weise bleiben wir in Gedanken und im Erleben „bei der Sache", die jeweils gerade ansteht, und gehen deshalb dann auch angemessen mit ihr um.

Jeder kluge Wanderer richtet sich gewöhnlich danach: Erst wird er sich klar, wohin er wandern will, ob sein Ziel ein Ausflugslokal, eine Burgruine oder ein Gipfelkreuz sein soll. Dann macht er sich auf den Weg und achtet darauf, wohin er tritt, damit er nicht stolpert oder hinfällt, besonders wenn der Weg schwierig ist. Ist der Weg problemlos, wird dieser Wanderer mit offenen Augen die herrliche Landschaft und mit offenen Ohren die Vogelstimmen und das Rauschen des Windes in den Baumwipfeln in sich aufnehmen. Hier und dort wird er verweilen, um sich näher einzulassen auf das, was ihn anspricht, eine Blume, ein knorriger Baum, ein alter Stein oder eine Wolkenformation am Himmel. Er wird auch Rastzeiten einrichten, wenn er müde, hungrig oder durstig ist. Immer aber wird er zwischendurch innehalten und sich vergewissern, dass er noch auf dem richtigen Weg zu seinem Ziel unterwegs ist. Dabei wird seine Aufmerksamkeit ganz und gar gerichtet sein auf das, was er gerade tut oder im Blick hat.

Den Weg vor Augen, das Ziel im Herzen, so etwa ist der lebensfrohe Wanderer unterwegs. So etwa gäben auch wir sowohl der Gegenwart als auch der Zukunft ihr je eigenes Gewicht.

16) Frage:
„Sie sagen, wir Menschen seien frei. Sind wir nicht aber in der Wirklichkeit vielen Verpflichtungen und äußeren Zwängen unterworfen?"

Überlegung:
Zunächst: Unter einem gesunden Erwachsenen verstehen wir eine selbständige und selbstbestimmte, sich selbst achtende Person, mit einem eigenen, freien Willen und einem eigenen Verantwortungsbewusstsein, die die Daseinsrealitäten erkennt und mit ihnen umzugehen versteht. Und eine Person, die darüber hinaus entschlossen ist, Orientierung im eigenen Dasein zu gewinnen, das bedeutet Ordnung, Sinn und Ziel des eigenen Lebens zu finden und die sich grundsätzlich dabei vom Leben getragen weiß.

Wie wird ein solcher Erwachsener mit Pflichten und äußeren Zwängen umgehen? Wir können uns vorstellen: Als Pflicht wird er für sich nur anerkennen, wozu er sich selbst verpflichtet hat, weil er sich dazu verpflichtet fühlt. Ein Akt also seiner eigenen freien Entscheidung, keine Unterwerfung. Einen äußeren Zwang wird ein solcher Erwachsener nicht gelten lassen. Was er nicht wollen kann, das wird er auch nicht tun. Was ihm schicksalhaft widerfährt, wie zum Beispiel Krankheit oder selbst der Tod, wird er als eine Daseinsrealität, die er nicht beeinflussen kann, annehmen und inneres Einverständnis zu erreichen suchen.

Ein „Müssen" wird er nur als Konsequenz seiner eigenen Entscheidung gelten lassen. Zum Beispiel: Wenn ich nicht Hunger leiden will, muss ich etwas essen. Oder: Wenn ich schwimmen lernen will, muss ich dazu ins Wasser gehen.

Im Übrigen wird er nur das tun, was er auch wirklich wollen kann, das heißt, was mit seinem inneren Gefühl für das Richtige übereinstimmt, das heißt für das, was er für sich als richtig erkennt. So lebt er seine Selbstverantwortung.

Umgekehrt: Was er nicht will, weil er es als nicht richtig für sich erkennt, wird er auch nicht tun.

Wonach dieser Erwachsene sich richtet, können wir auch sein „Gewissen" nennen. Unterwerfung kennt er nicht. Wenn und wo er es als richtig erkennt, wird er sich vielmehr freiwillig in den Dienst einer gemeinsamen Sache oder eines anderen Menschen stellen, der seine Hilfe braucht.

Zugegeben, dieser so beschriebene „gesunde Erwachsene" ist im Alltag selten anzutreffen. Aber seine Möglichkeit wartet in allen von uns darauf, sich zu entwickeln und immer mehr zur reifen Vollgestalt zu werden.

In dem Maße, in dem das übend gelingt, werden wir hellhöriger für das, was unser Inneres wirklich will und entschiedener das als richtig Erkannte dann auch wirklich tun. Wir haben uns in der Regel so sehr an das „Müssen" gewöhnt, dass es schon selbstverständlicher Bestandteil unserer Sprache geworden ist: „Ich muss noch eben einkaufen", „Ich muss noch mal zur Post, zur Bank, zum Friseur ..." Dabei sind das ja alles Erledigungen, die doch in unserem Sinne sind, die wir eigentlich selber wollen. Wir wollen doch einkaufen, zur Post gehen usw., niemand zwingt uns ja dazu.

Besonders weit verbreitet und gleichermaßen selbstverständlich geworden ist der Satz: „Ich muss zur Arbeit". Eine solche Einstimmung auf den Arbeitstag hat natürlich all die ausbremsenden Nebenwirkungen, die wir oben besprochen haben mit eben diesen Nachwirkungen der unvermeidlichen unterschwelligen Unzufriedenheit, des Gefühls der Unfreiheit, dem Gefühl, benutzt zu werden, ein „Arbeitstier" zu sein. Wir spüren, wie dabei das Erleben von Würde und Selbstwert Schaden nimmt. Fragt man: „Warum musst du denn arbeiten?" kommt mit kaum verstecktem Unverständnis über eine solche (blöde) Frage die fast trotzige Antwort: „Man muss doch Geld verdienen!" Fragt man unbeirrt weiter: „Wozu musst du Geld verdienen?", kommt prompt die Antwort: „Na, ist doch klar, alles kostet was: die Wohnung oder das Haus, der Unterhalt für die Familie, das Auto, der Urlaub, die Versicherungen, die Hobbys, mal Essen zu gehen ... eben alles!"

An dieser Stelle lohnt es sich nun innezuhalten und zur Frage an sich selbst zu ermutigen: Aber will ich das nicht auch alles, was ich da gerade aufgezählt habe, aus freier eigener Wahl? Habe ich es nicht gewählt mit dem Wissen, dass all dies seinen Preis hat? Und wenn ich mich nun an diesem Lebensstandard erfreue, kann ich mich dann nicht glücklich schätzen, dass ich ihn auch mit meiner Hände Arbeit erwirtschaften kann? Kann ich nicht glücklich sein, dass ich darüber hinaus (hoffentlich) einen Arbeitsplatz gefunden habe, der meinen Neigungen und Fähigkeiten entspricht und an dem ich mich deshalb selber einbringen kann auch zum Nutzen anderer Menschen, wodurch ich Sinn in meiner Arbeit erfahre? Bin ich nicht, Gott sei Dank, so gesund, dass ich meiner Arbeit auch heute wieder nachgehen kann? Und ist es aus all diesen Gründen nicht wirklich angemessen und naheliegend, dass ich grundsätzlich mit einem Gefühl der Dankbarkeit morgens aus dem Hause gehe und dem Vertrauen, dass ich auch heute wieder meinem neuen, sinnvollen Tagewerk gewachsen sein werde? So ginge ich selbstbestimmt zur Arbeit, weil ich es selbst will, niemand zwingt mich dazu!

Der oben beschriebene Erwachsene würde freilich auch spüren, wenn ihn ein Arbeitsplatz krank macht, weil der „Schuh" zu klein oder zu groß ist oder weil „Steine im Schuh" schmerzen. Er wird dann unbedingt für Abhilfe sorgen und nicht eher Ruhe geben, bis er wieder gerne zur Arbeit gehen kann.

Deswegen ist es notwendig und hilfreich, sich bewusst zu machen: Bin ich unterwegs, weil ich es „muss" oder weil ich es selbst will? Das Gefühl des Müssens erzeugt automatisch einen inneren Widerstand, da es unserem Wesen nicht entspricht. Wenn wir dennoch, gegen diesen inneren Widerstand handeln, dann werden wir am Abend erschöpft und schlecht gelaunt sein (siehe auch Seite 23).

Es ist dann, als seien wir mit angezogener Handbremse unterwegs gewesen. Wir verschleißen uns dann. Und genau das wollen wir uns nicht länger antun.

17) Frage:

„Was ist eigentlich in unserer Körper-Geist-Seele-Einheit der Unterschied zwischen Seele und Geist? Und was meint Psyche?"

Versuch einer Klärung:

Eine Klärung ist hier tatsächlich notwendig, denn sowohl in der Alltagssprache als auch im literarischen und akademischen Sprachgebrauch geht die Verwendung dieser Begriffe munter durcheinander.

So meinte das griechische Wort „Psyche" ursprünglich „Hauch, Atem, Leben, Seele". „Seele" wurde also als das Leben verstanden, das uns eingehaucht ist und an seinem Atemhauch erkannt wird. Sehr bald schon bezeichnete man mit „Psyche" das „innere Seelenleben" und meinte damit bis heute das Gemüts- und Gefühlsleben, die Emotionen, das innere Erleben.

Für unseren Zusammenhang wollen wir folgendermaßen begrifflich abgrenzen:

Unter „Seele" wollen wir verstehen: das Leben, das wir in uns wahrnehmen. Es ist geistigen Wesens, deswegen naturwissenschaftlich nicht fassbar. Es fließt uns aus geistiger Quelle als Geschenk zu. Die Christen verstehen diese Seele als liebevolles, göttliches Leben in uns. Deswegen kann die Seele nicht erkranken und ist unsterblich. Der Theologe Romano Guardini hat einmal formuliert: „Für sich kann man die Seele nicht sehen, denn sie ist ja Geist. Sie übersetzt sich aber in den Leib und darin wird sich sichtbar."

Unter „Geist" wollen wir verstehen: unsere Fähigkeit, Möglichkeit und Aufgabe mit dem lebensstiftenden Geist unserer Seele nun selbstverantwortlich, man könnte fast sagen: handwerklich umzugehen. Unser Geist ist in diesem Sinne göttlicher Geist in unsere gestaltenden Hände gegeben.

Unsere geistigen Fähigkeiten sind unser Bewusstsein, das Denken, das Erkennen und Verstehen, unsere Vernunft mit ihrer Fähigkeit zur Unterscheidung, Entscheidung (Ja-Nein) und Orientierung. Unser freier Wille, unser Verantwortungsbewusstsein, unsere Reflexionsfähigkeit und Abstraktionsfähigkeit, unser

Symbolverständnis, unsere Deutungshoheit (siehe oben). Auch zu fühlen vermag unser Geist, mitzufühlen, zu erleben, mitzuerleben. Auch unsere musischen Fähigkeiten gehören dazu, unsere Kommunikationsfähigkeit, unsere Tugenden wie Geduld, Ausdauer, Vertrauen und Zuversicht. Und in ganz besonderer Weise, alles andere umfassend, zählt dazu die göttlichste aller geistigen Gaben: unsere Liebesfähigkeit.

Die materielle Substanz unseres Körpers gehört dagegen zu dem Bereich der Schöpfung, in dem die chemisch- physikalischen Naturgesetze gelten und ist deswegen auch naturwissenschaftlich erfassbar. Diesen rein materiellen Körper haben wir allerdings nur als Leiche. Der Körper des lebendigen Menschen ist dagegen durch sein Lebendig-Sein immer auch durchgeistigt. In dieser Verfasstheit eher als „Leib" bezeichnet, bringt er Seele und Geist in seiner einmaligen Gestalt zum Ausdruck. Deshalb auch kann er nur als ganzheitliche Leib-Geist-Seele-Einheit wirklich verstanden werden.

18) Frage:

„Was ist mit den Bezeichnungen: ‚Ich', ‚Ego' und ‚Selbst' eigentlich Unterschiedliches gemeint?"

Antwort:

Danke für diese überfällige Frage, weil die Abgrenzung dieser drei Begriffe, die für unser Selbstverständnis notwendige Ordnung und Klarheit schafft. Denn ähnlich wie bei den oben besprochenen Begriffen „Psyche", „Seele" und „Geist" geht auch die Verwendung dieser drei Wörter („Ich", „ Ego" und „Selbst") in Sprachgebrauch und Literatur munter durcheinander.

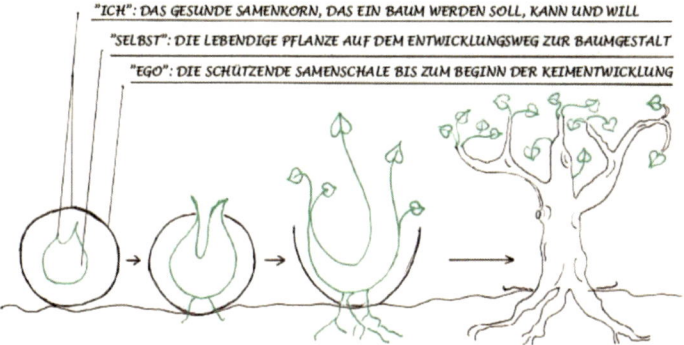

"ICH": DAS GESUNDE SAMENKORN, DAS EIN BAUM WERDEN SOLL, KANN UND WILL

"SELBST": DIE LEBENDIGE PFLANZE AUF DEM ENTWICKLUNGSWEG ZUR BAUMGESTALT

"EGO": DIE SCHÜTZENDE SAMENSCHALE BIS ZUM BEGINN DER KEIMENTWICKLUNG

Zum Verständnis der Begriffe „Ich", „Ego" und „Selbst", wie sie in unserem Zusammenhang gemeint sind, möge die Veranschaulichung am Beispiel der Entwicklung eines Baumes aus seinem Samenkorn helfen.

Ich – Ego – Selbst

Das „Ego":

„Ego" bedeutet als lateinisches Personalpronomen zunächst ganz unschuldig, dass *ich* etwas tue. Zum Beispiel: Ego te amo – ich liebe dich. Mittlerweile aber hat das Wort „Ego" einen profilierenden Beiklang bekommen, der das eigene „Ich" (zunächst schützend) gegen „die Anderen" und die Umwelt betont abgrenzt.

In diesem Sinne entspricht das Ego der Samenschale. Diese schützt das in ihr geborgene kleine Pflanzenleben, dient also dem Überleben des Pflanzenorganismus am Anfang seines Lebens bis hin zu seiner Geburt. Sind die Umweltbedingungen günstig, das heißt lebensfreundlich, öffnet sich die Schale und gibt dem Entwicklungsdrang der lebendigen Pflanze im Inneren

Raum, sodass sie geboren werden kann. Damit endet der schützende, „abkapselnde" Dienst der Samenschale. Sie fällt ab und gibt den weiteren Entwicklungsweg der Pflanze frei.

Das „Selbst":

Das Selbst ist die lebendige Pflanze, die sofort beginnt, in Richtung des Lichtes auszutreiben, mit ihren Wurzeln den Kontakt zur Erde herzustellen, und in Richtung Himmel zu wachsen. So kann sich das einzigartige Wesen dieser Pflanze zu seiner ihm zugedachten Vollgestalt, zum Beispiel eines Baumes, entwickeln und entfalten und als lebendiges Wesen auch herrliche Blüten und lebendige Früchte bringen. Das „Selbst" ist also einzigartiges Leben und dient dem Leben in seiner individuellen Gestalt.

Das „Ich":

Das Ich ist beides: Samenschale und lebendige Pflanze in einem. So erlangt unser „Ich" herauswachsend aus dem „Ego", kräftig wurzelnd in der Erde und beständig hinaufwachsend zum Licht, dabei die eigene Vollgestalt entwickelnd, einen Stand, eine Heimat und eine lebendige Sicherheit, die ihm das kleine „Ego" niemals geben könnte. Dieses „Selbst-Werden" zu fördern und das kleine Ego hinter sich zu lassen, ist Sinn und Aufgabe des „Ich".

Wenn sich das sichernde „Ego" in den Mittelpunkt stellt, „Egozentrik", und sich selbst zur Zielgestalt erklärt, verhindert es die Geburt und das Wachstum des „Selbst", lässt seine Entwicklung und Entfaltung verkümmern, vereitelt so das Blühen und Fruchttragen und verdirbt den Lebenssinn und damit auch die zugedachte wirkliche Freude am Dasein. „Wer nur sein eigenes Leben liebt und es nur für sich allein behalten will, der wird es verlieren. Er wird allein sein und unfruchtbar bleiben. Wer aber sein Leben für seine Mitmenschen und für diese Welt und damit für Gott liebevoll einsetzt oder gar hingibt, der wird es zu ewigem Leben bewahren und viele Frucht bringen" (nach Joh 12,24.25).

19) Frage:
„Aber ist das ständige Kreisen um sich selbst beim Autogenen Training nicht Narzissmus und Egoismus?"

Klärung:
Der entscheidende Fehler in der Grundhaltung des Egoisten, der sich ausschließlich um das eigene Überleben kümmert, ist die Überzeugung: „Ich bin wichtiger als alle anderen Menschen." Der Narzissmus geht noch einen Schritt weiter und drückt die Selbstverliebtheit des Egoisten aus: „Ich bin das Ein und Alles. Die Gemeinschaft interessiert mich nicht, sie kann froh sein, wenn sie mir dienen darf." So bleiben der Egoist und der Narzisst in ihrer Samenkapsel wie in einem goldenen Käfig isoliert und gefangen.

Folge dieser Grundhaltung ist, dass sich der Egoist auf Kosten der Gemeinschaft zu bereichern versucht. Dadurch zerstört er den Frieden und den Lebensraum der Gemeinschaft mit seiner versteckten bis offenen aggressiven Feindseligkeit, wird von der Gemeinschaft als Störenfried erlebt und als solcher bekämpft. Seine Raubtiermentalität erzeugt zwangsläufig Krieg, in dem die eine Seite die andere vernichten will. Als Paradebeispiel für diese Abläufe kann jede „Krebszelle" gelten, die das dienende Eingebunden-Sein in einen

Gesamtorganismus nicht gelten lässt, die Zerstörung des Organismus vielmehr zugunsten des eigenen aufgeblähten Wachstums in Kauf nimmt und damit die sichere Vernichtung auch ihrer selbst bewirkt *(siehe auch Seite 66)*. So wird der Egoismus zu einer tödlichen und todbringenden Fehlhaltung, weil er sich gegen das lebendige Wesen jeder Kreatur richtet, nämlich Teil eines lebendigen Gesamtorganismus zu sein, der durch das lebensstiftende Herzblut der Liebe genährt wird, und in dem ein jeder seine Freude daran hat, für jeden da zu sein.

Auf diese Weise wird auch deutlich, wie man zwischen Egoismus und Selbstfürsorge unterscheiden kann: Jeder prüfe sich einfach, ob er das, was er sich selbst Gutes wünscht und gönnt auch jedem anderen wünschen und gönnen kann. Kann er es, dann ist sein Wollen gesund. Hier wird das bekannte und bewährte Wort Jesu: „Liebe deinen Nächsten wie dich selbst" zur sicheren Leitschnur.

Da wir im Autogenen Training eine neue Selbstwahrnehmung einüben, die immer auch die Wahrnehmung unserer Gemeinschaftsbezogenheit einschließt, (siehe besonders Wärme-, Herz- und Atemübung) und wir darüber hinaus jedem anderen diese Selbstwahrnehmung nur wünschen können, brauchen wir uns um einen egoistischen Charakter des Autogenen Trainings keine Sorgen zu machen.

20) Frage:

„Sie haben gesagt, unser Hirn ermögliche uns Menschen, im Gegensatz zu den Tieren, Bewusstsein, das uns wiederum zur Orientierung in unserem Dasein befähige. Aber auch die Tiere sind doch schon bestens in der Lage, sich in ihrem jeweiligen Lebensraum zu orientieren. Worin besteht also der Unterschied?"

Antwort:

Der Unterschied des Menschen zum Tier liegt in seiner Fähigkeit, reflektierend aus sich heraustreten zu können. Er kann also in seinem Geistig-Sein auch in den geistigen Lebensraum transzendieren, das heißt hinübergehen. Er kann sozusagen die Grenze zwischen der physikalischen Welt zum geistigen Dasein mit seinem Bewusstsein überschreiten, weil er selbst eine Leib-Geist-Einheit ist. Das heißt, der Menschen Lebensraum ist nicht nur die Erde, sondern auch der Himmel, die geistige „Welt". Der Lebensraum der Tiere ist allein die Erde und dafür sind sie mit ihrer Orientierungsfähigkeit bestens ausgerüstet mit einem gut funktionierenden und in der Regel ungestörten Instinktsystem. Dieses auch dem Menschen noch teilweise zur Verfügung stehende Instinktsystem taugt wohl für die Sicherung des Überlebens auf der Erde, nicht aber für das Leben im geistigen Raum. Für das Leben in diesem geistigen Raum verfügen wir deswegen auch über einen geistigen „Instinkt", den wir „Gewissen" nennen.

Denn in diesem geistigen Raum herrschen ganz andere Gesetze, nämlich jene Gesetze des Lebens, die sich ausnahmslos aus dem Gesetz der Liebe ableiten. Dazu gehört im Besonderen das Gesetz der Freiheit, die jedem Menschen geschenkt ist. Diese Freiheit erfahren wir besonders als Wahlfreiheit und Entscheidungsfreiheit. Es liegt also in unserem Ermessen und damit auch in unserer Verantwortung, was wir mit dem Geschenk unseres Lebens anstellen, woraufhin wir es ausrichten wollen.

Wie ist mein persönliches Lebenskonzept oder habe ich vielleicht noch gar keins? Was erkenne ich für mich als wirklich wichtig? Wofür lohnt es sich zu leben? Was hat Bestand? Was macht für mich wirklich Sinn? Woher komme ich und wohin gehe ich? Was würde ich meinen Kindern antworten, wenn sie mir diese Fragen stellten? Und wenn ich dann spontan antworte, habe ich diese meine Antworten geprüft, sind sie belastbar, bewähren sie sich?

Geben mir meine Antworten ein gutes, frohes Lebensgefühl, mit dem ich ehrlich sagen kann: „Ja, so lebe ich wirklich gern!"?

Solche Fragen für sich zu klären, ist der typisch menschliche Orientierungsprozess, der nur dem Menschen auferlegt ist, nicht aber dem Tier. Dafür unter anderem braucht er sein Bewusstsein. Die neue bewusste Erfahrung unserer eigenen leiblich-geistig-seelischen Daseinsrealitäten buchstäblich am eigenen Leibe kann uns auch dabei helfen, unser eigenes persönliches Lebenskonzept neu zu überdenken und fortzuentwickeln.

21) Frage
Welche Beziehung besteht zwischen Sexualität und Liebe?

Antwort:
Dazu möchte ich zum besseren Verständnis etwas weiter ausholen. Alle Menschen finden sich als männlich oder weiblich vor. (Von den Ausnahmen dieser Regel soll hier nicht die Rede sein.) Dieses

Naturgesetz findet sich auch bei den allermeisten Tieren und Pflanzen. Diese Unterschiedlichkeit im Geschlecht scheint eine in der Regel unverzichtbare Voraussetzung für die Weitergabe des Lebens zu sein und hat über hunderte Millionen von Jahren bis heute das Überleben der belebten Schöpfung ermöglicht. Das geschlechtsspezifische Sexualsystem in jedem Menschen, das aus seinen Geschlechtsorganen sowie aus den dazugehörenden hormonellen und zerebralen Steuerungseinheiten besteht, stellt also für jeden Menschen ein uraltes Erbe dar. Weil dieses ursprünglich dem Fortbestand der eigenen Art dient, ist es verständlich, dass die damit verbundenen Instinkte, „Triebe", weitgehend unverändert bis in die Gegenwart wirksam sind. Da mit dem Vollzug dieses Instinktes, seiner „Trieb"-Befriedigung nicht unerhebliche Lusterfahrungen verbunden sind, ist es erklärlich, dass immer wieder und zu allen Zeiten Menschen versucht waren, ausschließlich diese Lust zu suchen, wenn nötig gar zu kaufen und sich darüber hinaus weder um den Gesamtzusammenhang noch um die Verantwortung für ihren Partner zu scheren. Solches Verhalten führte schon immer zur Verrohung und Dekadenz menschlicher Gesellschaften und rief als Gegenbewegung Ordnungsbewahrer und –hüter auf den Plan, um weiteren Schaden von der Gesellschaft fernzuhalten. Nun gerät ein gut gemeinter Ansatz oftmals zum Übereifer und so wurde von Hütern der Moral die verführerische Potenz der Sexualität und ihre missbräuchlichen Möglichkeiten im Laufe der Zeit überbetont und schließlich alles Leibliche verdächtigt, vom „rechten" Weg, das heißt, vom geistigen, himmelwärts führenden Weg, abzubringen. So entstanden eine

Atmosphäre der Leibfeindlichkeit und eine Unterdrückung allen sexuellen Erlebens.

Da sich nun aber der zur Freiheit geborene Mensch nicht dauerhaft unterdrücken lässt, musste es zum erneuten Rückschwingen des Pendels kommen. Deswegen folgte nun eine Zeit der „Befreiung" von allen moralischen „Diktaten" und einer nun wieder Überbetonung allen leiblichen Vergnügens. Die bis in unsere Gegenwart reichende Folge war eine nun wiederum fortschreitende Verflachung und schließliche Reduzierung des angestrebten Erlebens auf die momentbetonte Spaß- und Genussebene. Verantwortungsbewusstsein galt als verstaubt, persönliche „Freiheit" – als beliebige, egozentrierte Freizügigkeit missverstanden –, war angesagt und hat dadurch viel Beziehungschaos und bis heute besonders bei Kindern viel Leid angerichtet.

Heute nun sind wir dabei, eine neue Ausgewogenheit zu finden. Heute sind wir dabei, wieder neu zu begreifen und zu verorten, welchen Stellenwert unsere Leiblichkeit und unsere Geschlechtlichkeit als Teil unserer Ganzheit für uns haben. Schon, dass wir nicht länger von unserem „Körper", sondern von unserem Leib sprechen wollen, weist ja darauf hin, dass wir uns unserer geistig–materiellen Einheit, die wir ja in Wirklichkeit sind, neu bewusst geworden sind. Diese unteilbare Einheit aber kann uns zum orientierenden Ausgangspunkt werden für den angemessenen Umgang mit uns selbst und unseren Mitmenschen.

Mit diesem bewussten Verständnis wird uns bald klar, dass die Aussage: „Die Geschlechtsorgane dienen natürlich zunächst und ursprünglich der Fortpflanzung" (siehe Bauchübung) für uns Menschen zu kurz greift, weil damit die auch geistige Bedeutung dieser Organe nicht zum Ausdruck gebracht ist. Für uns Menschen gilt vielmehr: Kein anderes seiner Organe vermittelt dem Herangereiften innerhalb einer liebevollen, verantworteten Beziehung deutlicher und intensiver das Erleben von tiefer Gemeinschaft, gegenseitigem Angenommen-Sein, intimer und exklusiver Nähe sowie Einigkeit im gemeinsamen, freudigen Lebensvollzug. Kein anderes Organ kann ihm derart leibhaftig und ganzheitlich die Erfahrung entschieden gelebter Liebe und die damit verbundene Erfahrung von Freude und Glück vermitteln.

Aber es gilt eben: Diese Liebe blüht nur auf, wenn Geist und Körper im richtigen Einklang stehen (nach C.G. Jung). Auf die richtige Balance also kommt es an. Dieses Gleichgewicht immer wieder neu anzustreben, um es zu gewinnen, scheint ein lohnendes Übungsziel zu sein!

So sind die Geschlechtsorgane in Wirklichkeit elementare Beziehungsorgane für alle, die sich für eine lebenslange, verantwortete Liebesbeziehung entschieden haben und sich daran erfreuen, dem Leben zu dienen. Christen nennen eine solche Beziehung „Ehe" und wissen sie als Sakrament von Gott gesegnet, das heißt, von ihm gewollt und getragen.

22) Frage
Was unterscheidet die eheliche Liebe von zum Beispiel der Freundesliebe oder der Liebe zur Natur?

Antwort
Wir haben soeben von der ehelichen Liebe gesprochen und von ihrem „intimen und exklusiven" Charak-

ter, der dieser Beziehung einen besonderen Schutz verleiht. Diesen Schutz braucht die eheliche Beziehung, um dem neuen, kleinen Menschenwesen, das aus ihr hervorgehen kann, ein stabiles und zuverlässiges Zuhause geben zu können. So kann schon das kleine Kind mit der Erfahrung aufwachsen, dass (Eltern-) Liebe verlässlich ist und trägt.

Nun gibt es natürlich nicht nur die besondere Beziehung der ehelichen Liebe. Wir kennen auch die gerade genannte elterliche Liebe, die Liebe der Kinder zu den Eltern, die Geschwisterliebe, die Freundesliebe und die Nächstenliebe. Wir kennen auch die Tierliebe, die Liebe zur Natur, zur Musik, zur Kunst, zur Schönheit. Ja, und wir kennen die Gottesliebe und die Liebe zu Gott.

Was also unterscheidet diese Liebesbeziehungen von der ehelichen Liebe? Nun, es fehlt ihnen der spezifische Auftrag der Eheleute, dass ihre Liebe aufgeschlossen sei, neues, menschliches Leben zu ermöglichen. und für seine gesunde Entwicklung fürsorglich einzutreten. Deswegen fehlt den oben genannten Liebesbeziehungen ihre Exklusivität und, wenn sie gesund sind, jede genitale Relevanz. Jene Liebesformen wollen sich daher mit den anderen Möglichkeiten begnügen, sich körperlich zum Ausdruck zu bringen. So drückt sich bei ihnen die empfundene, wohlwollende und wertschätzende Nähe in der Mimik, der Stimme, der Wortwahl oder in einer Berührung oder Umarmung aus.

Bei der Liebe zur Natur, zur Schönheit, zur Musik und Kunst berühren nicht wir, sondern lassen uns eher berühren. Sonne, Licht, Wind, Wasser, Düfte, die Schönheit der Farben, Formen und Proportionen,

Vogelgesang, Melodien, Klänge und Rhythmen – all dieses nehmen wir leiblich–seelisch auf und lassen uns dankbar genießend von ihm erfüllen und zum Mitschwingen einladen. Hierbei ist es, als ahnten wir den liebevoll schöpferischen Geist Gottes, der uns im Erlebten entgegenkommt. Deswegen mündet diese Erfahrung nicht selten in einer Liebe zu Gott selbst, der uns all dies immer wieder neu schenkt.

23) Frage:
„Wie steht es eigentlich mit der geistigen Funktion unserer Sinnesorgane?"

Antwort:
Bei der „Kopfübung" haben wir zu den Sinnesorganen gesagt: „Die Aufgaben der genannten Sinnesorgane verstehen sich von selbst. Mit ihnen nehmen wir lebenswichtige Informationen aus unserer Umgebung auf." Diese Aussage könnte auch in einem Biologiebuch über Menschenkunde stehen und entspricht dem naturwissenschaftlichen Aspekt objektiver Zusammenhänge. In diesem Sinne verstanden kommt unseren Sinnesorganen eine klar definierte Aufgabe innerhalb unseres Überlebensprogramms zu, die sie mit den Tieren gemein haben.

Nun werden aber uns Menschen, so können wir es erfahren, über unsere Sinnesorgane noch ganz andere Eindrücke vermittelt als Schallwellen, Lichtwellen und Duftstoffe. Wenn wir zum Beispiel die Farben eines Sonnenuntergangs betrachten oder das Farbspiel des Herbstlaubs an den Bäumen vor dem Hintergrund eines klarblauen Himmels, wenn wir das Summen der Bienen auf einer warmen Sommerwiese oder den Duft einer Rose oder den Klang einer Melodie in uns aufnehmen, dann erleben wir in diesen Wahrnehmungen ganzheitliche – und das heißt auch geistige – Mitteilungen des Lebens, die eine notwendige Sicherung unseres Überlebens weit überschreiten, ja man möchte fast sagen, überhaupt nichts mehr mit einem Überlebensprogramm zu tun haben. In diesen Erfahrungen fühlen, genießen und erahnen wir das Leben selbst, – wenn wir dafür aufgeschlossen sind. Was aber ist damit gemeint, aufgeschlossen zu sein? Was ist gemeint, wenn Jesus im Markusevangelium sagt: „Augen habt ihr und seht doch nicht, Ohren habt ihr und hört nicht" (Mk 8, 18), oder: „Wer Ohren hat zu hören, der höre!" (Mk 4, 9). Was soll das heißen? Vielleicht liegt ja der Schlüssel zum Verständnis in dem Wort, das Jesus dem Taubstummen gesagt hat: „Effata – Tu dich auf – Öffne dich!" (Mk 7, 34). Vielleicht will er damit auch uns sagen: Wenn du mit deinen Sinnen und deinem Gesinnt-Sein nur auf die materielle Oberfläche der Welt gerichtet bist (Überlebensprinzip), dann wirst du das Leben, das ja lebendig ist durch den göttlichen Geist, nicht erfahren. Erst, wenn du dich für deine geistige, gottverwandte Tiefendimension öffnest, öffnen sich auch deine Augen und Ohren, deine Sinne für die Wahrnehmung der geistigen Realitäten des Lebens, das heißt auch, für die Anwesenheit Gottes in dir und um dich herum. Wenn wir diese Öffnung vollziehen, dann prüfen wir eine Pflanze nicht länger nur auf ihre Nützlichkeit, sondern entdecken ihr jeweiliges Eigenleben und ihre je eigene Schönheit. So entdecken wir auch in jedem Tier und jedem Menschen seinen unverwechselbaren, eigenen, kostbaren Daseinswert, in jedem die Handschrift

Gottes. In gleicher Weise erginge es uns mit dem Hören, mit dem wir die Stimmen der Natur, die Stimmen der Menschen und die Klänge und Melodien der Musik nun auch in ihrer Tiefendimension wahrzunehmen lernten. In gleicher Weise erginge es uns mit dem Fühlen, das unsere Haut als Sinnesorgan für „warm" und „kalt", „weich" und „hart", „glatt" und „rau" und „Berührung" vermittelt. Wir fühlten dann den Sonnenstrahl, der uns wärmt, bewusst als Wohltat, den Windhauch, der uns kühlt, wenn es uns zu warm geworden ist, als Zärtlichkeit. Wir erspürten die Beziehung, die uns in jeder Berührung angeboten wird, und machten so die Erfahrung von Gemeinschaft, in die wir eingebunden sind und die unserer verantwortungsvollen Antwort bedarf.

Das heißt, wenn wir wirklich der Aufforderung folgen, uns und unsere Sinnesorgane zu öffnen, dann kommen wir in Berührung mit dem Geheimnis der stets gegenwärtigen Anwesenheit Gottes, der uns heil machen will und uns zum aktiven Mitwirken an seiner Schöpfung einlädt. So könnten unsere „Sinnes-Organe" ihre ursprüngliche Bedeutung zurückgewinnen, Organe zu sein, die den Sinn unseres Daseins zu erfassen vermögen, nämlich Freude daran zu gewinnen, von Gottes Liebe eingeladen zu sein, das Fest des Lebens mit ihm zu feiern.

24) Frage

„Muss ich mich nun auf eine lange Entwicklungszeit einstellen, bis ich von den Wirkungen des Autogenen Trainings etwas zu spüren bekomme oder lässt sich auch jetzt schon irgendein Gewinn für meinen Alltag aus den Übungen ziehen?"

Antwort:

Wenn wir uns erinnern, dass die Schlüsselübung des Autogenen Trainings die des Loslassens und des Sich-auf-Empfang-Einstellens ist, dann ergeben sich daraus wichtige Sofort- und Langzeitwirkungen des Autogenen Trainings:

1. Wir erinnern uns: Schon mit ein, zwei bewusst loslassenden Ausatembewegungen schaltet unser vegetatives Nervensystem vom Aktions- zum Ruhemodus um (siehe „Atemübung") mit all den dazugehörenden psychosomatischen Entspannungszeichen. (Blutdruck ↓, Herzfrequenz↓, Muskelspannung↓, psychisches Erregungsniveau ↓ und so fort).

Wenn wir nun innerlich loslassen, entscheiden wir uns gleichzeitig dafür, jetzt nicht mehr selbst das Geschehen bestimmen zu wollen, sondern einfach geschehen zu lassen, was jenseits unseres Verantwortungsbereichs liegt. Das bedeutet konkret: Wir hören auf, uns zu ärgern, wo es keinen Sinn macht und das empfinden wir sehr bald als einen konkreten Gewinn für unseren Alltag. Besonders im Straßenverkehr erleben wir diese Veränderung:

- Die rote Ampel ist uns nun kein Ärgernis mehr, sondern wird zur Einladung zu einer Verschnaufpause.
- Der trödelnde oder ängstliche Autofahrer vor uns bringt uns nicht mehr auf 180, sondern ermuntert uns, auch die eigene Drehzahl etwas herunterzufahren.
- Der Stau auf der Autobahn versetzt uns nicht länger in Rage, sondern erinnert uns neuerdings daran, dass wir nicht allein unterwegs sind und

dass es unmöglich immer nur nach meiner Nase gehen kann. Ja, wir fühlen vielleicht einen Anflug von Solidarität mit den anderen betroffenen Autofahrern, die ja auch im Stau stehen. Und außerdem können wir die Musik aus unserem Radio jetzt viel besser hören.

Wenn wir loslassen, lernen wir auch das Zulassen und sparen dabei einen Großteil der Energien, die wir bisher verschwendet haben, verschwendet bei dem vergeblichen Versuch, mit unserem Dickschädel durch alle möglichen Wände zu gehen.

Wenn wir loslassen, werden wir schließlich gelassen und lernen Geduld und Ausdauer. Auch gewinnen wir dadurch an innerer Freiheit, uns in den Dienst einer Sache zu stellen (Demut).

2.) Einen weiteren Gewinn werden wir sehr bald dadurch erleben, dass wir uns auf Empfang einstellen. Wer auf wohlwollenden Empfang eingestellt ist, wird mehr von seiner Umwelt und seiner Innenwelt mitbekommen. Er gewinnt dadurch an Aufmerksamkeit, Wachsamkeit und Einfühlungsvermögen. Das fördert unsere Beziehungsfähigkeit und hilft, uns selbst und unsere Mitmenschen besser zu verstehen. Wir werden uns zum Beispiel neuerdings beim ersten Blick in den morgendlichen Spiegel nicht länger kritisch taxieren, sondern freundlich und wohlwollend zunicken und uns einen guten Morgen wünschen.

Auch lernen wir, mit demselben Wohlwollen unseren Mitmenschen zu begegnen. So erfahren wir, dass unsere Tage reicher und lebendiger werden und dass sich unser Erleben vertieft. Alle diese Wirkungen machen sich relativ bald bemerkbar. Und in dem

Maße, in dem wir konsequent unseren täglichen Übungen treu bleiben, werden diese Wirkungen darüber hinaus immer mehr Teil unserer Persönlichkeit werden.

25) Frage:
„Mein Leben ein Geschenk? Und wenn ja, wieso bin ich dann dafür verantwortlich?"

Antwort:
Je mehr wir durch die regelmäßige Übung unserer Selbstwahrnehmung für unsere eigene Wirklichkeit sensibel werden, desto klarer und eindeutiger erleben wir unser Geschenkt-Sein. Denn gerade im Loslassen, das heißt, im Verzicht auf jedwede eigene Leistung, wird für uns deutlich, welche lebendige Wirklichkeit wir mit uns zur freien Verfügung in den eigenen Händen halten – ein nicht auslotbares, überaus kostbares Geschenk, nicht bezahlbar, nicht zu kaufen.

Ein solches, echtes Geschenk ist eine Gabe, die in ihrem Wesen nichts anders will, als dem Beschenkten Freude zu machen. So einfach ist das eigentlich. Der Beschenkte erhält somit die Botschaft: Da ist jemand, der will, dass es mir gut geht, dass ich Freude habe. Und eben diese Botschaft ist gleichermaßen wesenhafter Inhalt jeder Liebe. So gilt für jedes unverfälschte Geschenk, dass es ein Zeichen der Liebe ist.

Natürlich kennen wir die oftmals verflachten, sozusagen entweihten Motivationen des „Schenkens", in die sich mancher Eigennutz, manches Kalkül eingeschlichen hat, überall dort, wo Menschen mit ihrer Gabe eine Absicht, einen unausgesprochenen Handel verbinden.

In unserem Zusammenhang denken wir dagegen an die reine Form des bedingungslosen, liebevollen Schenkens. Was mache ich nun in der Regel mit einem solchen Geschenk?

Wenn wir uns auf das wohlwollende Motiv des Schenkenden einlassen, dann werden wir uns erstmal an der besonders edlen Verpackung erfreuen; dann vorsichtig und gespannt darauf, was wohl zum Vorschein kommt, auspacken; dann, weil der Inhalt schöner ist als erwartet, staunen und glückselig sein.

Wenn der erste Freudenschauer vorbei ist, wird jedes Kind, jeder unverstellt empfindende Erwachsene zum Schenkenden, wenn er anwesend ist, laufen, ihm um den Hals fallen und ihm „Danke" meistens mehrmals „Danke, Danke!" sagen. Auf diese Weise beschenkt er nun seinerseits den Schenkenden mit seiner spontanen Freude und Liebe und die Atmosphäre ist erfüllt von Liebe-vollem Einklang.

Dieses Geschenk, das seinen sehnlichsten Wunsch noch übertraf, wird der Beschenkte nun genauer kennenlernen wollen und neue Erfahrungen damit sammeln. Auch wird er es achtsam pflegen, dass es seinen Wert behält. Zudem kann er gar nicht anders, als jedes Mal, wenn er das Geschenk vor Augen hat, mit Liebe an den Schenkenden zu denken, der ihm diese Freude bereitet hat.

So weit so gut, aber was hat das alles mit unserer Übungssituation zu tun und mit der oben gestellten Frage?

Nun, wir üben ja, wie gesagt, unsere Eigenaktivität und -initiative loszulassen, um unsere Aufmerksamkeit frei zu bekommen für die Wahrnehmung unseres von uns unbeeinflussten Selbst. Was wir dann wahrnehmen und genießen – unsere Schwere, unsere Wärme, unseren Herzschlag ... unser lebendiges Dasein – sind solche Geschenke. Wir erleben ja am eigenen Leibe, dass all dieses bewusst Empfundene ohne unser Zutun lebendig ist, dass wir ohne unser Zutun lebendig sind, dass wir uns also als lebendiges Geschenk vorfinden.

Was wir mit diesem Geschenk nun anstellen, wie wir damit umgehen, was wir daraus machen und wie wir auf dieses Geschenk reagieren, auch ob wir den Schenkenden als einen solchen gelten lassen, das alles liegt nun allerdings in unserer Hand, dafür sind wir, weil wir frei und selbstbestimmt sind, nun auch selbst verantwortlich. Wir könnten zum Beispiel unser Geschenk auch gedankenlos, unbeeindruckt und ungenutzt verstauben und verkommen lassen und uns mit dem Gefühl der eigenen, langweiligen Mittelmäßigkeit abfinden. Um eine solche Vergeudung unseres eigenen Wertes bestmöglich verhindern zu können, ist aber das tägliche Training unserer Aufmerksamkeit und Wachsamkeit, das heißt unserer Bewusstheit, gottlob eine wirksame Medizin.

Soweit mag die oben gestellte Frage als beantwortet gelten. Bleibt die immer wiederkehrende Frage: Aber wer ist es, der uns unser Leben geschenkt hat? An wen können wir unseren Dank denn richten für das unauslotbar kostbare Geschenk unseres Daseins, über das wir nun zeitlebens verfügen dürfen? Wem könnten wir dafür wie ein Kind um den Hals fallen und ihm unsere Freude zurückschenken und unsere Liebe?

Diese Frage haben wir bereits oben zu beantworten versucht, indem wir aus der Erfahrung unseres eigenen Lebens (weil es geistig ist und ohne Liebe und Freude in seiner gesunden, gelungenen Form nicht gedacht werden kann) die Schlussfolgerung gezogen haben, dass dieser Schenkende eine geistige Person sein müsse, die Leben, Liebe und –wir können auch sagen –, die vollkommene Freude selber sein muss. Diese Person, die wir „Gott" nennen und die wie das Leben selbst ein Geheimnis für uns bleibt, werde uns, so sagten wir, vom Christentum als „himmlischer Vater" verkündet *(siehe auch Seite 99)*.

Er also wäre der schenkende Ursprung allen Lebens, aller Liebe und aller Freude. Ihm dürften wir wie ein Kind um den Hals fallen, wenn wir „Danke" sagen wollten. Von ihm auch könnten wir lernen, was wirkliches Leben, wirkliche Liebe und auch was wirkliche Freude ist.

Wir könnten von ihm lernen, dass das Leben, die Liebe und die Freude nur als unzertrennte Einheit Wirklichkeit werden und keines ohne das andere auskommt. Dass also nur, wenn in jedem einzelnen beide anderen gleichzeitig lebendig gegenwärtig sind, nur dann ein jedes offensichtlich erst zu seiner vibrierenden Fülle kommt.

Nun könnte einer einwenden: „Das klingt alles schön und gut, aber beweisen kannst du das alles nicht."

Darauf würden wir antworten: „Du hast Recht, beweisen können wir das nicht, allerdings wollen wir das auch gar nicht, weil der naturwissenschaftliche Beweis nun mal nicht das geeignete Instrument ist, Geistiges zu erfassen. Du würdest auch nicht die Liebe zu deiner Frau, zu deinem Mann naturwissenschaftlich beweisen können, auch würden wir nicht der Tiefgründigkeit eines Gedankens mit dem Rechenschieber beikommen wollen."

„Aber", könnte ein anderer vorschlagen, „kann unser Leben nicht aus einer ‚kosmischen Energie' oder einer ‚Harmonie des Weltalls' oder einem ‚göttlichen Prinzip', das in der Welt waltet, hervorgegangen sein?"

Wir würden überlegen: Eine „kosmische Energie" oder eine „Harmonie des Weltalls" wären ja ihrerseits geschaffene Geschenke, können also nicht sein, was wir suchen. Auch ein „göttliches Prinzip", das in der Welt walte, würde ja nur wieder hinweisen auf einen, von dem dieses Prinzip ausgeht.

Alles spricht also dafür, dass der Ursprung allen Lebens, tatsächlich wie oben schon erschlossen, ein geistiges, liebendes Gegenüber ist, das wir „Vater" und zugleich „Mutter" im Himmel nennen dürfen. Das Leben, das wir in uns spüren, wäre dann also in Wahrheit sein Leben in uns.

Darüber nachzudenken lohnt sich. Denn, wenn das zuträfe, was wir gerade zu Ende gedacht haben, würde manche Frage über unser Dasein, seinen Ursprung, seinen Sinn und sein Ziel zu neuen Antworten führen.

Wir verstünden dann auch, dass die Grundärgernisse unseres Lebens wie Vergänglichkeit, Sterben, Leid und Not wohl zu unserem Erdenleben, nicht aber zu unserem Wesen gehören, weil unser Leben, wenn es denn aus Gott stammt, eben wie das seine vom Wesen her ewig und zur Freude bestimmt ist. Ja, dann verstünden wir auch noch besser, warum wir Ruhe *sind* und diese innere Ruhe auch *bleibt*.

Noch manches andere ist in unseren abendlichen Kursstunden in all den Jahren zur Sprache gekommen. Das Bedeutsamste hoffe ich aber vorerst gesammelt und hier vorgestellt zu haben.

Die christlich-spirituelle Ebene des Autogenen Erlebens

Die christlich-spirituelle Dimension der AT-Erfahrung haben wir bisher in unseren Gruppengesprächen bewusst weitestgehend ausgeklammert, um niemanden zu überfahren, dem diese Thematik noch fremd ist. Im Kurs haben wir, wenn wir dieses Thema streiften, augenzwinkernd erklärt, dazu bräuchten wir einen weiteren Kursus.

Im Rahmen dieser Schrift soll aber dem christlichen Leser und den Interessierten nicht vorenthalten werden, welchen zusätzlichen Erfahrungsgewinn die Hereinnahme der christlich-spirituellen Perspektive bedeuten kann.

Jeder möge sich also zuvor prüfen, ob er den oben besprochenen Schlussfolgerungen, dass der, der uns unser Leben schenkt, eine geistige Person sein müsse, die selber Leben, Liebe und Freude ist, mit Kopf und Herz zustimmen kann. Wenn nicht, macht für ihn das Weiterlesen keinen Sinn, weil wir von dieser Erkenntnis im Weiteren als Tatsache ausgehen. Kann er nicht zustimmen, dann braucht er sich nicht zu grämen, sondern halte sich beharrlich an den Inhalt des zuvor Gesagten. In seinen eigenen Schlussfolgerungen gehe er nur so weit, solange er sicheren Boden unter den Füßen spürt.

Alle aber, die weitergehen wollen, sind herzlich eingeladen, mitzukommen!

Wir gehen also in der Folge von der Überzeugung aus, dass dieser Gott, wie wir ihn durch unsere bewussten Erfahrungen erschlossen haben und wie er zum Beispiel im Christentum seit über 2000 Jahren, das heißt seit Jesus Christus, verkündet wird, nicht nur als philosophisch gefordertes Urbild gedacht werden kann, sondern real als persönliche, geistige Wesenheit tatsächlich und wirkmächtig existiert.

Wie wir uns oben bewusst gemacht haben, dass „Leben", „Liebe" und „Freude" untrennbar zusammengehören, so ist es auch das Zentrum der christlichen „Frohen Botschaft", dass dieser Gott des Lebens ein liebender Gott ist, ja, dass er selber wesenhaft als Vater, Sohn und Heiliger Geist Leben, Liebe und Freude ist und wirkmächtiger Ursprung und Vollender allen Seins.

Da demnach nun nichts, was außer Gott existiert, aus sich selbst heraus besteht, dagegen aber alles Gute, das ist, aus ihm heraus ins Leben gerufen und im Dasein gehalten wird, ist er in allem, also auch in uns. Die Störungen in unser aller Leben, die wir so vielfältig schmerzlich erfahren und beklagen, kommen so wenig von Gott wie ein Schatten nicht von der Sonne herkommt, sondern von den Gegenständen und Körpern, die sich vom Lichtstrahl nicht durchfluten lassen. Lichtdurchströmte Kristallprismen werfen zum Beispiel keinen Schatten, sondern lassen alle Spektralfarben aufleuchten.

Wenn wir nun gerade dabei sind, zu lernen und einzuüben, uns loszulassen, werden wir in dem Maße, in dem wir darin fortschreiten, auch offener, transparenter und empfindsamer für die Anwesenheit Gottes in uns. Dadurch können wir mehr und mehr realisieren, dass er es ist, der mir Gewicht gibt und mich mit seiner lebendigen Wärme durchströmt, mein Herz pulsieren lässt, meinen Atem bewegt und meine Stirn kühlt. Und so erfahren wir mehr und mehr, dass seine liebevolle Anwesenheit in uns, unserem Leben Verlässlichkeit, Sicherheit, Sinn und Freude gibt. In dem Maße, in dem wir die Liebe unseres göttlichen Vaters körperlich spüren, wird jedwede Furcht ihre Kraft verlieren. Vielmehr wird sich natürlicherweise unsererseits Liebe zum göttlichen Vater und seiner gesamten Schöpfung entwickeln und wachsen. So kann unser gestörtes Verhältnis zu Gott genesen und sich ein neues, wunderbares Leben anbahnen, in dem kein trennender Widerspruch mehr gegen Gott in uns laut wird, in dem wir vielmehr mit offenen Armen den dreieinen Gott auch sein lassen, was er liebend für uns von Anbeginn sein möchte: vollkommene Freude in uns und liebevolles Leben für uns Menschenkinder und die gesamte Schöpfung.

Wenn wir dieses Verständnis in unser Üben mit einbeziehen wollen, können wir die AT-Formeln nun auch ganzheitlich formulieren.

AT-Formeln auf der christ-lich-spirituellen Ebene

1.) Ich bin ganz schwer
Du gibst mir Gewicht, Würde und festen Stand.
Ich fühle mein Gewicht, meine Bedeutsamkeit bei Dir, und dass Du mich hältst.

2.) Ich bin ganz warm
Du erfüllst mich mit Deiner Wärme und Deinem Leben.
Ich spüre die Wärme Deiner lebendigen Nähe und fühle mich geborgen bei Dir.

3.) Mein Herz schlägt ruhig und regelmäßig
Dein Leben pulsiert für mich in mir.
Ich spüre mein lebendiges Herz als Geschenk von Dir.
Du schenkst es mir als Zeichen Deiner Liebe.
Ich staune und empfinde tiefe Freude und Dankbarkeit.

4.) Atmung ruhig und regelmäßig
Du atmest in mir.
Ich fühle, wie Du Raum schaffst in mir,
wie mich Dein einströmender Geist erfüllt und
wie er durch mich ausströmen will in die Welt.

5.) Sonnengeflecht strömend warm
Deine liebevolle Wärme durchströmt jeden Winkel meiner erdverwandten Natur.
Ich spüre Deine herzliche Bejahung meines gesamten Leibes.

6.) Stirn angenehm kühl

Du kühlst mir die Stirn.

Ich fühle das Geschenk meines Bewusstseins, meiner Wachsamkeit und der Erkenntniskraft meines Geistes.

Du lehrst mich zu unterscheiden, was dem Leben dient und was ihm schadet, und gibst mir den Willen, das Gute zu tun und das Böse zu lassen.

Du schenkst mir Orientierung, Entscheidungskraft, Zuversicht und Geduld.

Ich fühle und erkenne die erfrischende Klarheit Deiner Wahrheit, die lauter Liebe ist.

Ich bin ganz ruhig – denn ich ruhe in Dir und *d i e s e* innere Ruhe bleibt!

Diese Ruhe bleibt, weil sie aus derselben anfang- und endlosen Quelle strömt, aus der auch alle Liebe, alles Leben, alle Freude, alle Freiheit, aller Friede und alle Menschenwürde hervorgeht – dem Herzen Gottes.

Üben wir geduldig, aus *dieser* Ruhe heraus, ein jeder auf seine Art, für *diese* Liebe, *dieses* Leben, *diese* Freude in uns, immer empfindungsfähiger und transparenter zu werden.

Dann werden die inneren und äußeren zerstörerischen Kräfte, mit denen wir uns in diesem Erdenleben auseinander zu setzen haben und die uns Mühsal, Kummer, Leiden und Not bescheren, nicht unsere Orientierung zerstören können, nicht unsere Erkenntnis und unsere Zuversicht, dass *diese* lebendige Liebe mit ihrer hellen Freude letztendlich stärker ist als jede Zerstörung und jeder Tod.

Dann können wir auch der Zusage Gottes vertrauen, die er uns durch seinen Sohn, Jesus Christus verkündet hat, und die unsere Augen öffnen und uns Mut machen will:

„Sorge Dich nicht, denn *siehe*, ich bin bei Euch alle Tage bis zur Vollendung" (nach Mt 28,20); „...damit meine Freude in Euch sei und Eure Freude vollkommen werde" (nach Joh 15,11). „Und seid gewiss: Jeder, der lebt und an mich glaubt, braucht den Tod nicht länger zu fürchten. Er darf sich vielmehr schon jetzt freuen, dass sich sein Tod verwandeln wird zur Geburt in ein neues, ungetrübtes Leben, befreit von Tränen, Trauer, Enttäuschungen, Mühsal und Schmerzen. Ja, ich versichere euch: I c h b i n die Auferstehung und das Leben, wer mir also nachfolgt, der wird unvergängliches und unzerstörbares Leben haben und es in Fülle haben – in Ewigkeit!" (frei nach Joh 11,25-26).

Wer durch sein tägliches Üben den eigenen Boden zur Aufnahme dieser Zusage vorbereitet und sich daher bewusst und vertrauensvoll mehr und mehr auf sie einzulassen lernt, der wird sich zunehmend geborgen fühlen in der liebevollen Nähe unseres Gottes. Und von Gottes Geist belebt, erfrischt und ermutigt, kann er sich nun getrost seinem Leben im Hier und Jetzt zuwenden – zuversichtlich, umsichtig, einsatzfreudig und liebevoll. Und worum immer er sich bemühen wird, was immer ihm widerfährt, immer ruht er dann in Gott.

Und d i e s e innere Ruhe bleibt.

So sind wir nun am Schluss angekommen. „Schluss" allerdings nur in Bezug auf diese Schrift. In Wirklichkeit, Sie wissen schon, geht es jetzt erst richtig los mit dem geduldigen Üben und dem Sammeln eigener Erfahrungen. Dabei wünsche ich Ihnen einen langen Atem und viele gute und tiefe neue Überraschungen. Das Geschenk unseres Lebens ist ja unerschöpflich!

Nachtrag

Wer nun nach der Lektüre dieses Buches den Wunsch verspüren sollte, eigene Erfahrungen mit der vertieften Selbstwahrnehmung zu gewinnen, dem sei empfohlen, in einer Gruppe vor Ort die Grundübungen des Autogenen Trainings zu erlernen. Das ist erfahrungsgemäß hilfreich, da hier falsche Ansätze schnell erkannt und Fragen schnell beantwortet werden können.

Die spirituelle Dimension, die in der Regel nicht zum allgemeinen Übungsprogramm gehört, kann dann leicht aus den oben mitgeteilten Zusammenhängen selbst ergänzt werden.

Wenn Sie diesen Weg gehen wollen, wünsche ich Ihnen Beharrlichkeit und reichen Gewinn!

Danksagung

Diese Danksagung gilt den Menschen, ohne deren wohlwollende und freundschaftliche Unterstützung ich diese Schrift nicht hätte vorlegen können.

Das ist zunächst meine gute Frau, die mir den zeitlichen Raum großzügig zugestanden hat, den ich zu Hause für das Manuskript benötigt habe, und mit der ich manchen Gedanken kritisch besprechen konnte.

Das ist insbesondere meine ehemalige Mitarbeiterin und Kursteilnehmerin Frau Bianka Heitsch, die in bewundernswerter Geduld, mit langem Atem und ausgeglichen heiterem Gemüt die Umsetzung des Manuskripts sowie dessen Korrekturen und die Korrekturen der Korrekturen in leserliche Druckschrift erledigt hat. Sie ist so zum lebendigen Beispiel geworden für das, was Autogenes Training zu bewirken vermag.

Das ist nicht zuletzt meine hochgeschätzte Kollegin und Nachfolgerin Frau Dr. Heidi Petzel, die mir seit Jahren den Warteraum ihrer Praxis großzügig und wohlwollend für die Kursabende zur Verfügung stellt.

Ein herzlicher Dank geht auch an alle bisherigen Kursteilnehmer und -teilnehmerinnen, ohne deren engagiertes Hinterfragen der verschiedenen Aspekte der Thematik dieses Kursus (siehe auch das Kapitel: „Nachgefragt") diese Schrift nicht zustande gekommen wäre.

Nicht zu vergessen sei ein besonderer Dank auch an Frau und Herrn Rauhaus, die mit Geduld und großem Sachverstand den Drucksatz des Manuskripts dieser Schrift besorgt haben.

Mein herzlicher Dank gilt auch besonders meiner Tochter Annabell für ihr sorgfältiges und kundiges Lektorat. Das professionelle Lektorat besorgte Frau Auffenberg vom Bonifatius-Verlag. Ihr gilt mein besonderer Dank für ihre Flexibilität und freundliche Wachsamkeit!

Zuletzt noch einen Dank auch an Sie, liebe Leserin, lieber Leser, denn ohne Ihr Interesse an der Vertiefung Ihrer Kurserfahrungen – wenn Sie Kursteilnehmer waren, und ohne Ihre Neugier für das dargestellte Thema – wenn Sie noch kein Kursteilnehmer sind, hätte die Erstellung dieser Schrift ja keinen Sinn gemacht.

Allen gilt mein herzlichstes Dankeschön!

Möge das gute Zusammenwirken aller Beteiligten nun auch gute Früchte tragen!

Solingen, im Frühling 2019
Michael Röttger

Literaturempfehlung für Interessierte

Das Autogene Training; I. H. Schultz, Thieme Verlag

Spiritualität der Wahrnehmung; Clara Vasseur OSB, Johannes Bündgens, Verlag Karl Alber

Auf dem Weg der Stille; David Steindl-Rast, Herder Verlag

Über die Liebe; C. G. Jung, Walter Verlag

Die Annahme seiner selbst. Den Menschen erkennt nur, wer von Gott weiß.; Romano Guardini, Matthias Grünewald Verlag

Die Bibel